AUSDAUERTRAINING

Der sportmedizinische Ratgeber

Ludwig Geiger

AUSDAUERTRAINING

Der sportmedizinische Ratgeber

COPRESS SPORT

Titelfoto: SVEN SIMON
Abbildungen im Innenteil:
Zefa: S. 31, 97, 99 100/101, 117, 132/133, 136/137, 141
Die Abbildungen auf den Seiten 51, 71, 75, 79, 91, 105, 109, 130, 139, 153, 155 stammen aus dem Archiv des Autors.

Zeichnungen (nach Vorlagen des Autors): Günter Wiesler

Der Autor

Dr. Ludwig Geiger, geb. 1946, medizinisches Staatsexamen 1974, Promotion in Psychiatrie 1975, Approbation zum Arzt 1976, Ausbildung in Chirurgie, Innere Medizin, Intensivmedizin, Psychiatrie und Sportmedizin. Siebenjährige freie Tätigkeit als Arzt für Allgemeinmedizin und Sportmedizin. Facharzt für Physikalische und Rehabilitative Medizin. 1987 Gründung der Sportmedizinischen Untersuchungsstelle Blumenhof in Bad Feilnbach. Verbandsarzt des Bayerischen und Deutschen Skiverbandes. Medizinische Betreuung der Olympiastützpunktaußenstelle Berchtesgaden. B-Trainerlizenz nordisch. Buchautor und Veröffentlichungen im Bereich Ausdauer, Überlastungsschäden, Präventivtraining und Endorphinforschung. Sportliche Laufbahn: Fels- und Eisklettern, Ski alpin und nordisch, Moto-Cross.

3., durchgesehene Neuausgabe 2001

Gesamtherstellung: Stiebner, München
www.stiebner.com
Printed in Germany
ISBN 3-7679-0624-4

Inhalt

Zu diesem Buch

Die Medizin hat sich im Sport zu einer wichtigen, aber auch umstrittenen »Institution« entwickelt: Einerseits beschäftigt sie sich im herkömmlichen Sinn mit der Erkrankung, Behandlung und Vermeidung von Krankheiten im Umfeld des Sports und benutzt diesen sogar als Heilmittel, andererseits nimmt sie weit darüber hinaus zunehmend Anteil an Maßnahmen der Feststellung, Steuerung und Verbesserung der sportlichen Leistungsfähigkeit. Gerade auf dem letzten Gebiet ergibt sich aber eine problematische Situation.

Alle Möglichkeiten der »normalen« Medizin sind durch intensive Forschung und ausgereifte Technologien in den letzten beiden Jahrzehnten dermaßen gestiegen, daß durch ihre Übertragung auf den Leistungssport eine Verbesserung der sportlichen Leistungsfähigkeit zu erzielen ist. Doch hier beginnt bereits der schmale Grat zwischen verantwortlichem medizinischem Handeln und Manipulation, zwischen Fairneß und Unfairneß! Augenfällig wird diese ambivalente Situation z. B. bei den Begriffen der Substitution und des Dopings. Bei der **Substitution** von bestimmten Stoffen (z. B. Mineralstoffen) handelt es sich um den physiologischen **Ersatz** von Bestandteilen des Organismus, die durch einen vermehrten Körperumsatz verlorengegangen sind, beim **Doping** um die **zusätzliche Gabe** von Hormonen, Blut oder Pharmaka.

Eine klare Trennung ist aber nicht immer möglich, so unterliegen z. B. auch die anabolen Hormone wie Testosteron einem vermehrten Umsatz, so daß einzelne Sportmediziner sogar für die Gabe von sogenannten Anabolika in niedriger Dosierung plädieren, sozusagen ein Dopingmittel zur Substitution empfehlen, zumal auch in diesen Minidosen die möglichen Nebenwirkungen wie vermehrte Wassereinlagerung, vorzeitiger Schluß der Wachstumsfugen bei Jugendlichen, »Vermännlichung« von Frauen, Potenzstörung, psychische Veränderungen und Leberschäden kaum zu befürchten sind. Trotzdem sind letztgenannte Maßnahmen erstens aus ärztlicher Verantwortlichkeit abzulehnen, wenn sie, wie es Hollmann formuliert, »auch nur theoretisch einen Gesundheitsschaden zur Folge haben könnten«, und zweitens aus Gründen des Fair play, denen sich auch der Sportmediziner unterwerfen sollte.

Dopingkontrollen werden im Zeitalter der Gentechnologie, wo es möglich ist, sämtliche Körperhormone, wie z. B. das für die Blutbildung verantwortliche Erythropoetin, mühelos zu kopieren und in großen Mengen herzustellen, immer hinterherhinken. Entscheidend sein werden die Einstellung des aufgeklärten und mündigen Sportlers zur Dopingfrage, die Rahmenbedingungen (Druck durch die »Sportindustrie«) und vor allem die Einstellung des Mediziners zum Sportler. Betrachtet er diesen nur als »Mittel zum Zweck«, d. h., um sich mit seiner Hilfe zu profilieren, wird er sich häufiger den Grenzbereichen der Manipulation nähern, sozusagen auch einen medizinischen Rekord liefern wollen.
Der Schluß, daß ein guter Athlet auch zwangsläufig einer besonderen medizinischen Betreuung bedarf, ist gefährlich und setzt den Arzt unter einen Druck, dem er häufig nicht gewachsen ist.

Ein weiteres wichtiges Problem ergibt sich aus der Tatsache, daß in einigen Sportarten mit den derzeitigen Trainingsmethoden und Wettkampfzielen im Hinblick auf die Gefährdung des Bewegungsapparates bereits die oberste Grenze der menschlichen Belastbarkeit erreicht ist. Dies gilt vor allem für den Leistungssport im Kindes- und Jugendalter. Die problemorientierte Führung und der Schutz des jungen Hochleistungssportlers vor Überlastungsschäden stellen den orthopädisch-sporttraumatologisch orientierten Sportmediziner vor mindestens genauso verantwortungsvolle Aufgaben wie die zugegebenermaßen spektakulärere kurzfristige Therapie bei bereits eingetretener Verletzung.

Zu den wichtigsten Zielen der Sportmedizin muß aber die Aktivierung der breiten Masse hin zur vernünftigen, gesundheitsorientierten sportlichen Betätigung gehören. Nur durch Selbsterfahrung wird es gelingen, sich eine »gesunde Einstellung« zum Sport zu wahren und wegzukommen von der zirzensischen Lehnstuhlmentalität, die uns den Sport als Gladiatorenspiel offeriert.

Einen dieser Wege stellt der **Ausdauersport** dar, der wegen der Vielzahl der Möglichkeiten, der einfachen Praktikabilität und nicht zuletzt seiner gesundheitsfördernden Wirkung vom medizinischen Standpunkt aus als nahezu ideal empfohlen werden kann.
Der Inhalt dieses Buches bringt dem Leser die wichtigsten medizinischen und trainingsphysiologischen Zusammenhänge näher und kann vor allem die Liebe für diese Form des Sports wecken oder erhalten.

Kapitel 1 Ausdauerbelastung und die Antwort des menschlichen Körpers

Definition der Ausdauer: Nach rein sportmedizinischen Gesichtspunkten ist die Ausdauer charakterisiert als die **Fähigkeit**, eine **gegebene Leistung über einen möglichst langen Zeitraum durchhalten** zu können. Sie entspricht damit der psychophysischen Ermüdungswiderstandsfähigkeit des Sportlers.

Je nach Masse der eingesetzten Muskulatur unterscheiden wir:
Eine **lokale Muskelausdauer**, bei der *weniger als* $\frac{1}{7}$ *bis* $\frac{1}{6}$ der gesamten Körpermuskulatur eingesetzt wird (entspricht etwa der Muskelmasse eines Beines), und eine **allgemeine Ausdauer**, die den Einsatz von *mehr als* $\frac{1}{7}$ *bis* $\frac{1}{6}$ der Gesamtmuskelmasse erfordert.
Letztere, nach physiologischen und didaktischen Gesichtspunkten getroffene Unterteilung werden wir in der Folge aus sportpraktischen Gründen wegen fließender Übergänge nicht einhalten, sondern nur entweder von **allgemeiner** oder **sportartbezogener Ausdauer** sprechen.

Für den aktiven Ausdauersportler bedeutet seine Sportart häufig weit mehr als unsere karge Charakteristik, sie wird teilweise zur Lebenseinstellung, färbt auf seine Gewohnheiten ab und schießt auch manchmal übers Ziel hinaus. Bewußt wollen wir hier keine »Ausdauerideologie« verkaufen, sondern informieren und beraten, wobei sicher subjektive Beurteilungen entsprechend eigener Erfahrung und beruflicher Auseinandersetzung mit dieser Materie in die Problematik mit einfließen.

Grundlage jeder Weiterentwicklung eines biologischen Systems stellt die **Anpassung** an wechselnde Umweltbedingungen dar (biologische Adaptation). Diese Anpassungsvorgänge gelten natürlich auch für den menschlichen Organismus unter den verschiedensten Belastungsbedingungen.

Einen dieser Reize stellt die Ausdauerbelastung im Sport dar: Bereits eine zehnminütige dynamische Beanspruchung großer Muskelgruppen, z. B. Laufen, Radfahren, Schwimmen, Rudern, Skilanglauf usw., setzt – täglich mit mittlerer Intensität betrieben – beim Untrainierten Adaptationsmechanismen in Gang, die schließlich zu einer Verbesserung des Ausdauerverhaltens führen (Minimal-Trainingsprogramm). Durch Syste-

matisierung der Reize in bezug auf ihre Qualität, Dauer und Dichte und durch individuelle Anpassung an das Leistungsniveau des einzelnen wird sportliches Training, z. B. im Ausdauerbereich, möglich.
Beschäftigen wir uns zunächst mit den Auswirkungen des Ausdauertrainings auf die einzelnen Organsysteme.

Was ist ein Sportherz?

Eine der bekanntesten und in der Medizin lange Zeit umstrittenen Anpassungserscheinungen an den Ausdauersport stellt das sogenannte Sportherz dar.

Definition: Rein anatomisch gesehen handelt es sich bei einem Sportherz in der Regel um eine nahezu harmonische **Herzvergrößerung** infolge einer *Vergrößerung der Herzhöhlen* (Dilatation) und einer *Verdickung der Herzwände* (Hypertrophie; s. Abb. 1 und 2).

Das Sportherz besitzt damit ein **größeres Gewicht** und ein **größeres Volumen** als ein sogenanntes normales Herz. Zur Veranschaulichung seien einige Zahlen angegeben:
Beim **untrainierten** Erwachsenen liegt das *Herzgewicht* zwischen 250 und 300 g, das *Herzvolumen* bei 600–800 ml, bei **Ausdauertrainierten** werden Werte von 350–500 g bzw. 900–1300 ml gemessen, wobei Frauen in Relation niedrigere Werte als Männer aufweisen.
Das mit 1700 ml bisher größte Herzvolumen wurde bei einem Profi-Straßenradfahrer gefunden.

Der physiologische Vorteil dieser Herzvergrößerung beruht auf einer Erhöhung des Schlagvolumens (Blutvolumen pro Herzschlag) in Ruhe und unter Belastungsbedingungen. Die Blutumwälzung und damit der Sauerstofftransport können bis zum Doppelten gesteigert werden. So kann das Herz eines Hochleistungssportlers unter Belastungs-

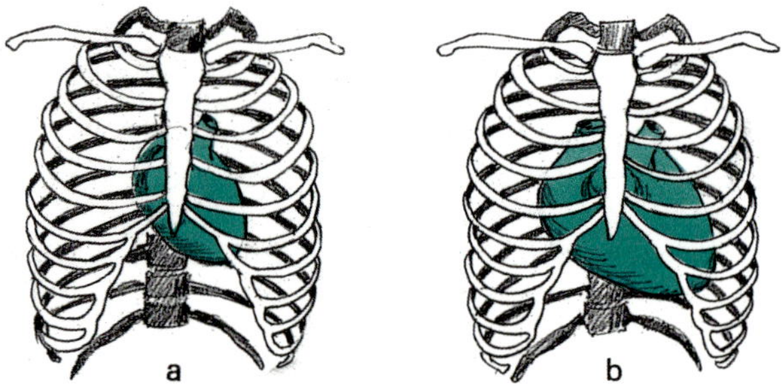

Abb. 1: Größenunterschied zwischen untrainiertem Herz (a) und ausgeprägtem Sportherz (b)

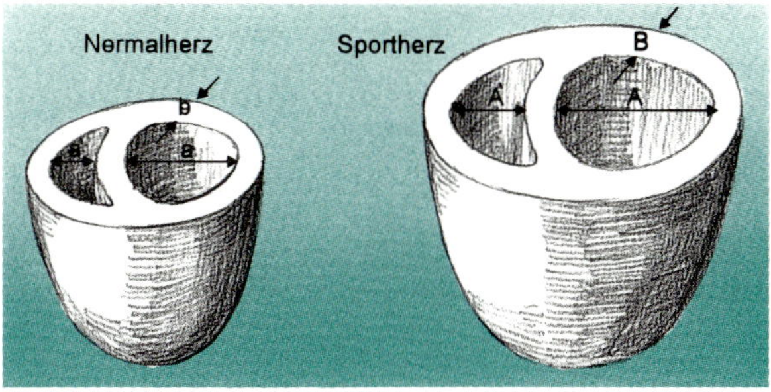

Abb. 2: Schematisiertes Schnittbild durch die linke (größere; A, a) und rechte (kleinere; A', a') Herzkammer zur Darstellung von Volumen- und Wandstärkenunterschied (B, b) zwischen Normalherz und Sportherz

bedingungen zwischen 30 und 40 Liter Blut pro Minute pumpen, während der Untrainierte nur 20 Liter Herzminutenvolumen aufweist.
Neben diesen makroskopischen Veränderungen finden wir auch zahlreiche nur **mikroskopisch sichtbare strukturelle** Veränderungen: eine *Dickenzunahme der Muskelfasern* durch Vermehrung von Eiweißstrukturen und ein *Anstieg der Zahl der Zellkerne, Zellkraftwerke* und *Enzyme*, um nur die wichtigsten zu nennen.
Alle diese Veränderungen dienen dem Ziel der Anpassung an eine vermehrte Belastung und führen insgesamt zu einer verbesserten Arbeitskapazität der Herzmuskulatur, vergrößern also die Reserven des Herzens, was zusätzlich noch durch eine Verbesserung der Blutversorgung der Herzmuskulatur über die Kranzgefäße unterstützt wird.
Als weiterer Anpassungsmechanismus des Herzens an die Ausdauerbelastung fällt eine vegetative Umstellung, Vagotonie genannt, auf. Sie führt zu einer deutlichen Abnahme der Ruhefrequenz auf unter 50, im Extrem bis unter 30 Schläge/min, während der untrainierte Erwachsene zwischen 60 und 80 Herzaktionen in der Minute aufweist. Unter Streßbelastung reagiert ein vagoton gepoltes Ausdauersportherz wesentlich ruhiger als das eines streßgeplagten Durchschnittsbürgers.

Anmerkung: Die Steuerung der Herztätigkeit erfolgt autonom durch das vegetative Nervensystem, d.h., die Herzaktionen unterliegen nicht der willentlichen Beeinflussung. Die beiden vegetativen Steuernerven heißen Vagus (Parasympathikus) und Sympathikus. Der Vagus übt einen beruhigenden und frequenzsenkenden, das sympathische System einen aktivierenden und frequenzsteigernden Einfluß auf das Herz aus. Durch situationsgerechte Modulation dieser beiden Systeme wird die Herzfunktion der Belastungssituation angepaßt.

Wer bekommt ein Sportherz?

Nicht jede sportliche Betätigung führt zwangsläufig zu einem Sportherzen. Nur regelmäßige Ausdauerleistung unter Leistungsbedingungen (systematischer Breitensport, Leistungssport, Hochleistungssport) stellt den biologischen Reiz zur Entwicklung des Sportherzens dar.
Bei Kraftsportarten im Leistungsbereich findet man gelegentlich eine geringe Herzwandverdickung, aber keinesfalls eine Dilatation und somit kein Sportherz vor. Dies bedeutet, daß ein vergrößertes Herz bei einem reinen Kraftsportler immer krankheitsverdächtig ist.

Die Anlage des Sportherzens erfolgt bei jugendlichen Dauerleistern bereits vor der Pubertät, ohne daß es zu negativen Spätfolgen im Verlauf des weiteren Lebens kommt. Das heißt, daß Ausdauerleistungssport im Kindesalter keine krankmachenden Auswirkungen auf die weitere Herzentwicklung hat.
Die Ausbildung des Sportherzens ist auch nicht geschlechts- oder altersabhängig, sondern einzig abhängig vom entsprechend hohen Ausdauerreiz. Der Anpassungsgrad liegt bei Frauen aber doch deutlich unter dem der Männer. So fand man hier das größte Volumen bei etwa 1100 ml (Ruderin).

Gibt es medizinische Besonderheiten beim Sportherzen?

Diese Frage ist eindeutig mit Ja zu beantworten. Für den Sportler gilt es zu beachten, daß sein Sportherz zwar eine deutlich bessere Leistungsbreite zeigt, daß aber unter Ruhebedingungen, insbesondere bei schnellem Lagewechsel vom Liegen zum Stehen, doch gelegentlich leichter Blutdruckabfall mit kurzzeitigem Unsicherheits- oder Schwindelgefühl auftreten kann. Auch scheint ein Sportherz bei akuten Viruserkrankungen (Luftwegsinfekte, »Grippe«) stärker als ein »normales Herz« zu schwerwiegenden Rhythmusstörungen zu neigen. **Der Grundsatz, nie mit einem akuten Infekt eine sportliche Betätigung aufzunehmen, ist hier oberste Maxime.**
Eine für den Athleten unangenehme und für den Arzt peinliche Situation stellt gelegentlich die Fehlinterpretation von EKG-Veränderungen dar, die zwar für das Sportherz einen typischen Normalbefund, für das Normalherz aber einen hochkrankhaften Befund darstellen können.
Als ein extremes Beispiel sei die Odyssee eines Marathonläufers durch Intensivstation, Allgemeinstation und Anschlußheilverfahren angeführt, bei dem vier Tage nach einem Kollaps am Ende eines Marathons aufgrund einer EKG-Veränderung bei sonst unauffälligem klinischem Befund der Verdacht auf einen frischen Myokardinfarkt gestellt wurde. Es handelte sich dabei aber um einen harmlosen Sportherzbefund, der bereits auf Vergleichs-EKGs vor dem Marathonereignis zu finden war. Zur Vermeidung solcher »Pannen« sollte der Ausdauersportler seinen Arzt bei jeder EKG-Ableitung über seine sportliche Betätigung informieren. Dies wird die Beurteilung eventueller EKG-Veränderungen sicher erleichtern.

Die häufigsten Sportherz-EKG-Veränderungen sind:

- Verlangsamte Ruheherzfrequenz (Vagotonie):
  Sinusbradykardie
  Ersatzrhythmen
  AV-Blockierungen
- Hypertrophiezeichen (übergroßes Herz):
  überhöhte R-Zacken
  inkompl./kompletter Rechtsschenkelblock
- Pseudo-Infarktzeichen (fälschliche Herzinfarktzeichen):
  konvexbogige ST-Anhebung
  isolierter R-Verlust
  T-Negativierung (meist V_3/V_4)

Die wichtigste Differenzierungshilfe eines Sportherzens von einem kranken Herzen stellt der Belastungstest (Belastungs-EKG) dar:

- Beim Sportherzen verschwinden die zweifelhaften Befunde unter Belastung weitgehend oder bleiben unverändert.
- Beim kranken Herzen verschlechtern sie sich unter Belastungsbedingungen.

Durch zusätzliche Ultraschalluntersuchung des Herzens (UEG) ist eine sehr gute Beurteilung möglich, ob es sich um ein Sportherz oder ein krankes Herz handelt.

Bildet sich ein Sportherz wieder zurück?

Die Ansicht, daß Leistungssportler mit einem Sportherzen nach Beendigung ihrer Laufbahn einer besonderen Herzgefährdung ausgesetzt seien, ist falsch! Das vergrößerte Herz bildet sich nach Trainingsbeendigung, sofern sich keine Krankheit aufgepfropft hat, ausnahmslos zurück. Beendet man die sportliche Karriere zu abrupt, so kann es zu harmlosen, aber unangenehmen Funktionsstörungen wie Herzstechen, ungefährlichen Rhythmusstörungen u. ä. kommen, die man zusammengefaßt als **akutes Entlastungssyndrom** oder als **akutes Sportentzugssyndrom** bezeichnet. Aus diesem Grund empfiehlt es sich für einen Sportler, langsam abzutrainieren.
Aber, um es nochmals zu betonen, eine Gefährdung im Sinne eines Herzinfarktrisikos oder einer »Herzverfettung« besteht auch bei abruptem Abbruch der sportlichen Aktivität nicht!

Zusammengefaßt handelt es sich beim Sportherzen um ein gesundes Herz mit hoher Leistungsbreite, das sich beim weiblichen und männlichen Geschlecht auf regelmäßige Ausdauerleistung hin altersunabhängig ausbildet und nach Beendigung der sportlichen Karriere wieder zurückbildet.

Die Anpassung des Gefäßsystems an die Ausdauerbelastung

Das Herz stellt den Motor, das Gefäßsystem die Bahn des Kreislaufsystems dar. Die Gefäße erfüllen einerseits Transportfunktion für Blut und Blutbestandteile, andererseits ermöglichen sie in ihrer Endstrombahn (Kapillargefäße) den Austausch von Sauerstoff, Nährstoffen und Stoffwechselprodukten. Wie aus folgender Abbildung hervorgeht, ist der Durchblutungsgrad der einzelnen Organsysteme abhängig vom Belastungsgrad: So finden wir in Ruhe wesentlich andere Durchblutungsmuster als unter sportlicher Belastung.
Die in Abb. 3 dargestellte Blutumverteilung wird durch das vegetative Nervensystem (Sympathikus/Parasympathikus) und durch Hormone (Hirnanhangdrüsen- und Nebennierenhormone) gesteuert.

Ausdauertraining führt nun zu folgenden Anpassungsergebnissen im Bereich des Gefäßsystems:

1. Erniedrigung des arteriellen Blutdrucks in Ruhe und auf den einzelnen Belastungsstufen (wobei beim Gesunden insgesamt durch verbesserte Ausbelastungsleistung und verbesserte Herzleistung ein höherer Blutdruck bei Maximalbelastung möglich ist).
Ursachen der Blutdruckabsenkung sind:
- Verbesserung und Erhaltung des hohen Elastizitätsgrades der großen Gefäße (Windkesselfunktion),

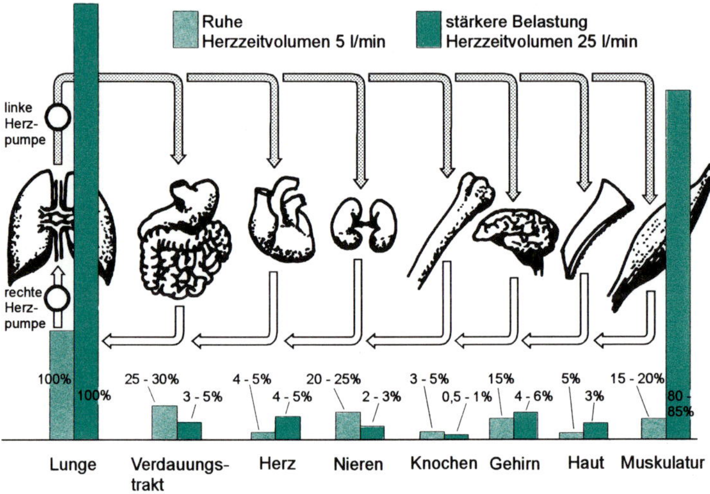

Abb. 3: Durchblutungsschema einiger wichtiger Organbereiche im Ruhezustand (linke Säulen) und bei Belastung (rechte Säulen), modifiziert nach Findeisen et al.

- Erhöhter Vagotonus,
- Umverteilung des Blutvolumens in die Muskulatur.

(Auf die gesundheitlichen Vorteile der Blutdruckerniedrigung wird im 8. Kapitel eingegangen.)

2. Verbesserung der Kapillarisierung in der Muskulatur: Innerhalb der Muskulatur finden wir bei trainierten Ausdauersportlern ein wesentlich dichteres Gefäßsystem (Kapillarnetz), das einerseits durch Neubildung von Kapillargefäßen, andererseits durch sogenannte Kollateralenbildung (Aufweitung bereits vorbestehender brachliegender Kapillaren) entsteht (Abb. 4).
Die Vorteile dieser vermehrten Kapillarisierung liegen in einer verbesserten Sauerstoff- und Nährstoffversorgung der Muskulatur mit entsprechend günstigeren Abflußverhältnissen für giftige Stoffwechselprodukte und Ermüdungsstoffe.

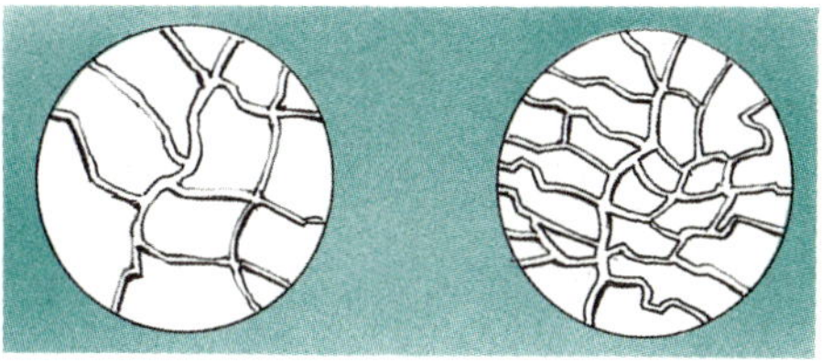

Abb. 4: Die Kapillarversorgung des untrainierten/trainierten Muskels

3. Ökonomisierung der Gefäßsteuerfunktionen: Der häufige Wechsel von Blutumverteilungen unter Trainings- und Ruhebedingungen fördert die Adaptation des vegetativen und hormonellen Systems an eine gesteigerte Belastung im psychophysischen Bereich. Diese Ökonomisierung der vegetativen Steuerfunktionen ermöglicht dem Trainierten eine höhere Belastbarkeit unter Wettkampfbedingungen und führt gleichzeitig auf eine höhere Widerstandsfähigkeit gegenüber Blutgefäßerkrankungen im arteriellen und venösen Bereich.
Wie stark diese Blutumverteilungen sind, ist auch für den Laien erkennbar: In der **Ausbelastungsphase** eines Läufers zeigen sich besonders an Rumpf und im Bereich der Kniekehlen weiße Flecken als Hinweis für die Blutleere der Haut. Erfahrene Athleten machen sich diese Zeichen der Ausbelastung an den Beinen der Gegner für taktische Manöver (kurzfristige Tempoerhöhung) zunutze, um sie in die Übersäuerung zu zwingen.

Im Bereich des Gefäßsystems führt regelmäßiges Ausdauertraining zu Blutdruckabsenkung, vermehrter Kapillarisierung der Muskulatur und zu einer Verbesserung der Gefäßsteuerung im Bereich der Arterien und Venen.

Die Anpassung des Blutes an vermehrte Ausdauerleistung

Die Inhaltsstoffe des Kreislaufsystems bezeichnet man global als Blut. Die Gesamtblutmenge liegt beim untrainierten Erwachsenen zwischen 5 und 6 Litern. Eine vereinfachte Darstellung über die Blutbestandteile und Funktionen zeigt die folgende Übersicht:

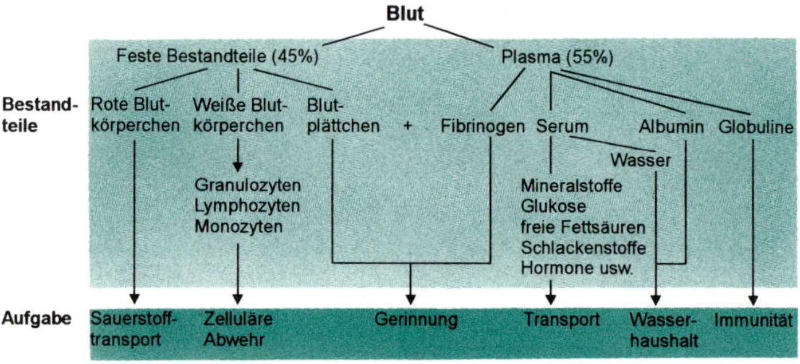

Tab. 1: Die Bestandteile des Blutes und ihre funktionelle Bedeutung (modifiziert nach Weineck)

Die wichtigsten ausdauertrainingsbedingten Reaktionen des Blutsystems sind:

- **Die Erhöhung des Gesamtblutvolumens** bis zu 25%, dies entspricht einer Zunahme des Blutvolumens um 1–2 Liter beim Erwachsenen, wobei sich das Plasmavolumen etwa um zwei Drittel, das Gesamtvolumen der roten Blutkörperchen (Erythrozyten) um etwa ein Drittel vermehrt.
Die im Verhältnis zur Erythrozytenzunahme relative Wasserzunahme hat erstens den Vorteil, daß das Blut *dünnflüssiger* wird und damit leichter läuft (Viskositätserniedrigung), zweitens, daß der Körper beim erhöhten Wasserumsatz im Ausdauersport eine Art *Wasserreserve* hat (Temperaturhaushalt etc.).
Die Vermehrung der roten Blutkörperchen *erhöht die Sauerstofftransportfähigkeit des Blutes* und damit die Leistungsfähigkeit unter extremen Anforderungen. Unterstützt wird dies noch durch eine *verbesserte Abgabe* des Sauerstoffs in das Gewebe (bessere Sauerstoffausnützung). Zudem wird die Neigung der Erythrozyten, sich bei langsamer Blutströmung zur Pfropfenbildung (Aggregation) aneinanderzulegen, verringert, und die einzelnen Zellen werden plastisch verformbarer, so daß sie Engstellen besser passieren können (s. Abb. 5).
- **Die Beeinflussung des Blutgerinnungssystems:** Ausdauertraining führt einerseits zu einer verminderten Neigung der Blutplättchen, sich aneinanderzulegen (Plättchenaggregation), und andererseits zu einer gesteigerten Gerinnung des Blutes durch die Gerinnungseiweiße (Hy-

perkoagulabilität), die aber wiederum durch eine verstärkte Gerinnungsauflösung (Fibrinolyse) ausgeglichen ist. Zusammengefaßt scheint aber die Wirkung einer Thrombosevorbeugung zu überwiegen.

- **Die Anregung der Abwehrfunktion:** Durch regelmäßiges umfangbetontes und nicht zu hartes Ausdauertraining (Vermeidung von Übertraining!) scheint es, wie man aus experimentellen und empirischen Untersuchungen weiß, zu einer Verbesserung sowohl der unspezifischen *zellulären Abwehrfunktion* (weiße Blutkörperchen = Leukozyten) wie auch der spezifischen an *Eiweißkörper* (Globuline) *gebundenen Immunität* zu kommen. Zu hartes Ausdauertraining mit ungenügender Regeneration (Übertraining) führt auf längere Sicht aber zu einer deutlichen Verschlechterung der Immunlage. Aus diesem Grund sind die häufigen und langwierigen Infektverläufe von Hochleistungssportlern verständlich. Auch die häufig applizierten Gamma-Globulin-Injektionen verhindern gelegentlich den Reiz für die wesentlich wirksamere eigene Globulinproduktion mit den Folgen einer ungenügenden Immunitätsentwicklung im Krankheitsfall.

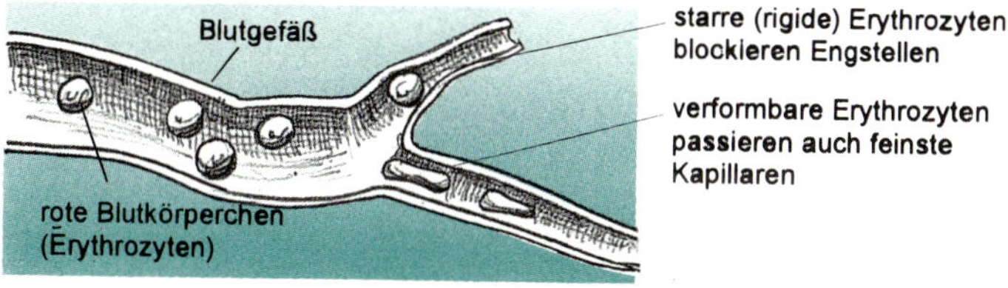

Abb. 5: Verbesserte Erythrozytenverformbarkeit als Anpassungsreaktion

Anmerkung: Aus Tierversuchen mit Ratten ergeben sich Hinweise, daß Ausdauertraining niedriger Intensität die Immunlage des Körpers auch gegenüber eingeimpften Tumorzellen signifikant verbessert.

Ausdauertraining verbessert die Fließeigenschaften des Blutes, stabilisiert die Blutgerinnung und verbessert niedrig dosiert die Immunabwehr.

Die Effekte des Ausdauertrainings auf die Atmung

Das Atemsystem besteht, vereinfacht dargestellt, aus folgenden Funktionseinheiten:

- dem **Atemzentrum** im verlängerten Rückenmark, das als Steuerzentrale für die Regulation der Atemarbeit dient,
- dem **Fühlersystem** (Rezeptoren) für Veränderungen im Gas- und Säure-/Basenhaushalt, das gemeinsam mit
- den modulierenden Effekten aus der **Großhirnrinde** das Atemzentrum so beeinflussen kann, daß dieses eine belastungsangepaßte Steuerung
- der **Atemmuskulatur** und der **Lungenfunktion** durchführt (s. Abb. 6).

Regelmäßiges Ausdauertraining innerhalb der Pubertätsphase induziert einen vergrößerten Brustkorb und die Ausbildung einer sogenannten Leistungslunge mit erhöhtem Lungenvolumen. Außerhalb der Pubertät finden wir nur geringfügige Lungenvergrößerungen durch Training.

Viel entscheidender ist die sogenannte **Ökonomisierung der Atmung als Anpassungsreaktion**. Es handelt sich hier um folgende Effekte:

- Verbesserung der Atemsteuerung über die einzelnen Regelsysteme des Zentralnervensystems,
- Verbesserung der Motorik der einzelnen Atemmuskeln wie Zwerchfell, Zwischenrippenmuskeln und Atemhilfsmuskulatur,
- verbesserte Lungenbelüftung und Gasaustausch.

Für die Praxis hat es sich als *ungünstig* erwiesen, bei sportlicher Betätigung im Ausdauerbereich die Atemfrequenz und -tiefe willentlich zu verändern, z. B. einer bestimmten Schrittfolge anzupassen. Hier stört man nur die Eigenregulation der Atmung mit der Folge vorzeitigen Leistungsverlustes. Eine Ausnahme bildet allerdings der Schwimmsport, bei dem zwangsläufig zur Vermeidung von Wasseraufnahme in die Lunge ein gewisser Atemrhythmus bei vertiefter Atmung eingehalten werden muß.

Zigarettenrauch erhöht den Strömungswiderstand in den Bronchien (vermehrte Atemarbeit!), vermindert durch Kohlenmonoxidatmung die Sauerstoffaufnahme und behindert durch vermehrte Schleimsekretion die Funktion des Bronchial- und Bläschensystems der Lunge. Damit führt Rauchen zu einer deutlichen Erniedrigung der körperlichen Belastbarkeit, neben den allseits bekannten Nebenwirkungen wie erhöhtes Krebsrisiko, Infektneigung usw.

Der wesentlichste Effekt des Ausdauertrainings ist eine Ökonomisierung der Atemmotorik und eine Verbesserung des Gasaustausches über eine erhöhte Sensibilität der Rezeptor- und Regelsysteme. Eine große Lunge alleine (hohe Vitalkapazität) ist keine sichere Gewähr für eine gute Ausdauerleistungsfähigkeit.

1

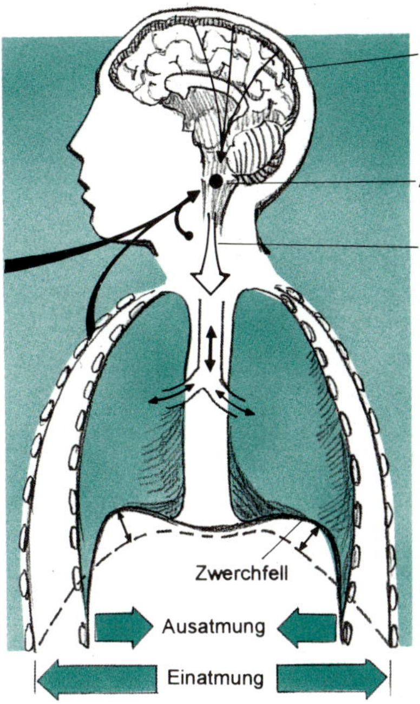

Abb. 6: Steuerung der Atmung

Die Auswirkungen des Ausdauersports auf die Skelettmuskulatur

Generell beinhaltet eine Muskelzelle (Muskelfaser), vereinfacht dargestellt, folgende Strukturen (s. Abb. 7):

a) **mehrere Zellkerne** für die genetische Information und Steuerung des gesamten Zellstoffwechsels,
b) **kontraktile Elemente** (Aktin/Myosin) für die Muskelverkürzung und -verlängerung,
c) **Mitochondrien** als Zellkraftwerke für die aerobe Energiegewinnung (Energieherstellung unter Sauerstoffbedingungen),
d) **Zellplasma**, eine proteinreiche Lösung, in der die anaerobe Energiegewinnung stattfindet (Energieherstellung unter Sauerstoffmangelbedingungen),
e) **Myoglobin**, Eiweißkomplex mit Eisengehalt zur Sauerstoffbindung,
f) **Glykogendepots und Depotfett** als Brennstoff.

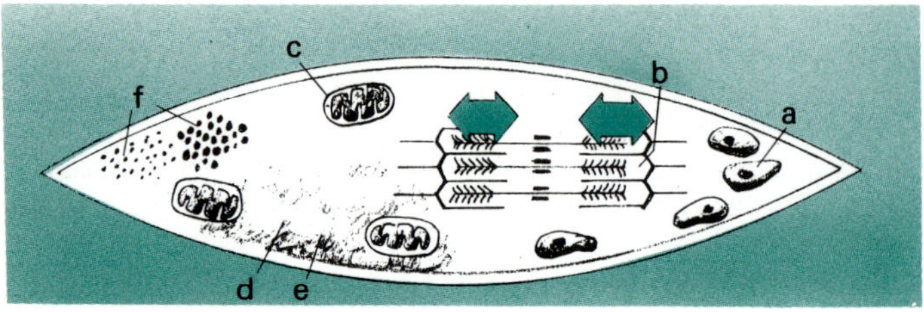

Abb. 7: Vereinfachte Darstellung einer Skelettmuskelzelle

Der menschliche Skelettmuskel setzt sich dabei aus unterschiedlichen Fasertypen mit unterschiedlicher Funktion zusammen:

- **Langsame Muskelfasern**, auch slow-twitch bzw. ST-Fasern genannt (Synonym: Typ I-Fasern, rote Muskelfasern).
- **Schnelle Muskelfasern**, auch fast-twitch bzw. FT-Fasern genannt (Synonym: Typ II-Fasern, weiße Muskelfasern), die sich wiederum in Untergruppen unterteilen (FTa-, FTb-, FTc-Fasern).

Die **langsamen Muskelfasern** kontrahieren sich und erschlaffen langsam, werden gut durchblutet, enthalten mehr Mitochondrien, Myoglobin und Fett. Sie sind wegen ihrer geringen Ermüdbarkeit sehr gut für die *Ausdauerbelastungen* geeignet.

Die **schnellen Muskelfasern** verrichten ihre Arbeit bei geringerem Durchblutungsgrad wesentlich schneller und kräftiger. Der Mitochondrien- und Fettgehalt ist wesentlich spärlicher. Wegen ihrer vorzeitigen Ermüdbarkeit sind sie nur für *hochintensive Kurzzeitbelastungen* (z. B. Sprint) geeignet. Das Verteilungsmuster der schnellen und langsamen Fasertypen ist prinzipiell genetisch determiniert. Normalerweise liegt das Verhältnis bei 50:50, wie man durch Gewebsproben aus der Muskulatur (Muskelbiopsien) mit entsprechenden Färbemethoden unschwer ersehen kann.

Doch unterscheiden wir auch den geborenen Sprinter vom geborenen Ausdauerleister, wobei sich hier das Verhältnis von FT- zu ST-Fasern im Extrem bis 70:30 oder umgekehrt bereits als Erbanlage verschoben hat.

Weltklasseathleten, insbesondere in extremen Sprint- und Ausdauersportarten, müssen sicher bis zu einem gewissen Maß diesen genetischen Vorteil der unterschiedlichen Faserverteilungsmuster besitzen. Deshalb ist man in einigen Ländern des Ostblocks bereits seit längerem dazu übergegangen, durch bestimmte medizinische Verfahren, wie Muskelgewebsuntersuchung, Spiroergometrie (zur Feststellung des maximal möglichen Sauerstoffverbrauchs) usw., bereits im späten Schulkindalter (10–12 Jahre) eine Vorselektion für bestimmte Sportarten zu treffen. Dies stellt zweifelsfrei den Vorteil dar, mit entsprechenden Hinweisen übergroße Erwartungen zu ehrgeiziger Väter oder Mütter zu dämpfen und dem Jugendlichen die richtige sportliche und berufliche Karriere angedeihen zu lassen.

Andererseits bedeutet es, restriktiv gehandhabt, eine Einmischung in die Freiheit und Zielsetzung des einzelnen. Als beratende Verfahren im Hochleistungssport, zusammen mit biomechanisch relevanten Untersuchungen, wie Schätzung der voraussichtlichen Endgröße des Athleten usw., haben sie sicher ihre Berechtigung. Sie sollten aber nie Entscheidungskriterium für die Zugehörigkeit in ein Kader o.ä. werden, hier sollte einzig die sportliche Leistung entscheiden. Denn starker Leistungswille und individueller Trainingsaufbau sind wichtige Faktoren, die man auch bei nicht ganz optimalem »Fasermuster« nicht vergessen sollte.

Für den Breitensport besitzen diese Ausleseverfahren keine Berechtigung im Hinblick auf die Frage der Sportartwahl.

Die vermehrte Kapillarisierung

Eine der wichtigsten Anpassungsreaktionen stellt die bereits im Kapitel »Die Anpassung des Gefäßsystems an die Ausdauerbelastung« besprochene verbesserte Kapillarisierung dar. Durch Zunahme der Zahl der feinsten Blutgefäße (Kapillaren), durch Vergrößerung des Querschnitts des Einzelgefäßes und durch Öffnen von Gefäßen unter Belastungsbedingungen (die in Ruhe geschlossen sind) wird die Gesamtaustauschfläche für die Sauerstoff- und Nährstoffaufnahme sowie die Abgabe von »Stoffwechselabfall« größer (s. Abb. 8). Durch die

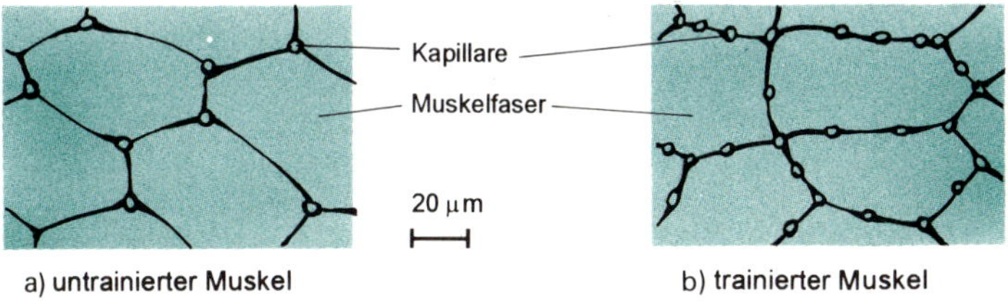

Abb. 8: Muskelquerschnitt (vergr. 720:1) (aus Hollmann nach Schön); a) untrainierter Muskel: wenig Kapillaren; b) trainierter Muskel: zahlreiche Kapillaren

langsamere Strömungsgeschwindigkeit, das Blut fließt infolge der Gesamtquerschnitterhöhung der Kapillaren langsamer, und durch die kürzeren Abstände Muskelfaser zu Gefäß wird die Diffusion z. B. für Sauerstoff wesentlich erleichtert. Die Folge ist eine **verbesserte Sauerstoffausschöpfung**.

Die Verbesserung der sauerstoffverbrennenden Energiesysteme

In enger Korrelation mit der Kapillarisierung um die Muskelfaser steigen unter regelmäßiger Ausdauerbelastung in der Zelle **Zahl und Größe der Mitochondrien** (Zellkraftwerke für die Sauerstoffverbrennung) und die **Aktivität der Enzyme** (»Stoffwechselarbeiter«) um das zwei- bis dreifache an. Der **Myoglobingehalt** (Sauerstoffspeicher innerhalb der Muskelzelle) nimmt bis ca. 100% zu. Das heißt, sämtliche sauerstoffverbrennenden Systeme passen sich der vermehrten Belastung an. Jahrelanges Ausdauertraining scheint auch in geringem Umfang die Umwandlung von schnellen Muskelfasertypen in langsame zu begünstigen und damit die genetische Anlage etwas zugunsten der ST-Fasern zu verändern.

Die Erhöhung der Brennstoffspeicher

Die immer wiederkehrende Entleerung und Wiederauffüllung der Brennstoffspeicher beim Ausdauerleistungstraining führt auf der Kohlenhydratseite (Kohlenhydrate = Zucker) zu einem signifikanten **Anstieg des Glykogens** (Speicherform des Zuckers) in der Muskelzelle, eine entsprechend kohlenhydratreiche Ernährung vorausgesetzt.
Bei Muskelgewebsuntersuchungen von sehr guten Langstreckenläufern findet sich eine Zunahme um 100%. Trotzdem sind die Glykogenvorräte im Muskel begrenzt, so daß der Körper bei längeren Ausdauerleistungen auf Glykogendepots in der Leber, die eigentlich für die Aufrechterhaltung des normalen Blutzuckerspiegels, der z. B. für die Gehirnleistung verantwortlich ist, zurückgreift.

Das mit dem Verbrauch des Leberglykogens verbundene Absinken des Blutzuckerspiegels (Unterzucker) äußert sich mit Schwindel, Übelkeit, Kaltschweißigkeit und schlimmstenfalls mit Bewußtlosigkeit und Krampfanfällen, ähnlich dem großen zerebralen Anfall des Epileptikers.
Ein bekannter früherer Spitzenlangläufer, der durch enorme Willenskraft imponierte, erlebte diese Situation z. B. bei einem extremen Hochgebirgslauf am Watzmann, wo er von Wanderern im Unterzuckerzustand, völlig apathisch, gefunden wurde. Sofortige Kohlenhydratzufuhr besserte seinen Zustand schlagartig.

Deshalb ist es für den Körper im extremen Ausdauerbereich günstiger, auf ein anderes Verbrennungsmaterial zurückzugreifen, das jeder praktisch im Überfluß hat: das **Fett**. Fett steht normalerweise nur für Ausdauerbelastungen mit niedrigster Intensität als Verbrennungsmaterial zur Verfügung. Gezieltes Ausdauertraining (s. Kap. 3) ermöglicht eine **Fettverbrennung auch bei höheren Intensitäten**. Langstreckenläufe wie Marathon, 100-km-Läufe usw. erfordern bis zu 70–90% Fettverbrennungsanteil an der gesamten Energieproduktion.

Die Verbesserung der inter- und intramuskulären Koordination

Durch den kontinuierlich wiederkehrenden Bewegungsablauf beim Ausdauertraining verbessert sich das Zusammenspiel der einzelnen Muskeln untereinander *(intermuskulär)*, wie auch das der einzelnen Muskelfasern innerhalb des Muskels *(intramuskulär)*. Der gesamte Bewegungsablauf wird dadurch ökonomischer und verbraucht letztendlich weniger Energie. Diese Adaptation erfolgt über Nervenbahnen so-

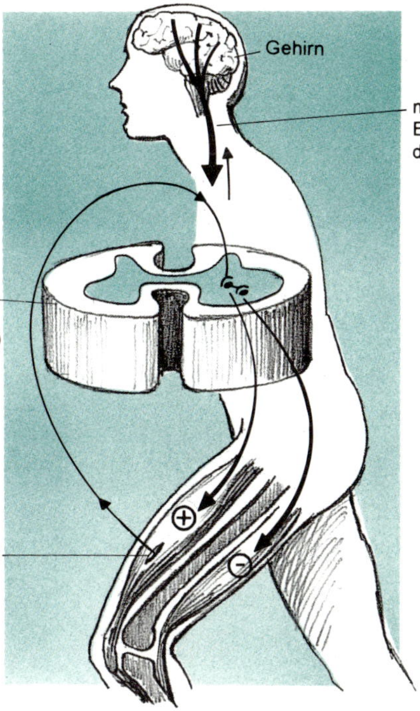

Abb. 9: Reflexbogen des Rückenmarks und seine Beeinflußbarkeit durch das Gehirn

wohl reflektorisch auf Rückenmarksebene wie auch auf der Basis zentralnervöser (Gehirn) modulierender Einflüsse (s. Abb. 9).

Die Abbildung zeigt, vereinfacht dargestellt, die Reflexebene des Rückenmarks zum Zeitpunkt der Beinstreckung, wobei Muskeldehnungsfühler (Muskelspindeln MSP) die zugehörige Beinstreckmuskulatur über das Rückenmark aktivieren ⊕ und die Beugemuskulatur hemmen ⊖. Dieser Reflexbogen kann zusätzlich durch Förder- oder Hemmimpulse aus dem Groß- und Kleinhirn beeinflußt werden.

Damit erklärt sich die psychische Beeinflußbarkeit von sportlicher Leistung: Trotz guten Trainings kann der Athlet infolge hemmender Impulse aus dem Großhirn, etwa bei Versagensangst etc., »blockiert« sein und eine schlechte Leistung erzielen. Andererseits fördert eine positive Einstellung die Leistung. Insbesondere bei Sportarten mit erhöhten koordinativen Anforderungen spielt dies eine wesentliche Rolle.

Ausdauertraining erhöht somit durch eine vermehrte Kapillarisierung, eine Erhöhung der aeroben Funktionseinheiten, eine Vergrößerung der Brennstoffspeicher und eine Ökonomisierung des Muskelzusammenspiels die muskuläre Arbeitskapazität.

Die Einflüsse chronischer Ausdauerbelastungen auf das hormonelle System

Hormone sind körpereigene Überträgerstoffe zur Regelung von Organfunktionen und Stoffwechselvorgängen. Sie erreichen auf dem Blutweg teilweise weitab von ihrem Produktionsort als »schwimmende Boten« ihren Wirkungsort. Eine Eigenheit des hormonellen Reglersystems stellt das **Prinzip der Rückkopplung** (»feedback«) dar: Hohe Blutkonzentrationen des betreffenden Hormons hemmen über Steuerhormone des Zwischenhirns und der Hirnanhangdrüse die Neubildung, während niedrige Konzentrationen die Produktion fördern (Regelkreis siehe Abb. 10).
Im folgenden finden nur die für den Ausdauerbereich wichtigen Hormone und Hormonwirkungen Berücksichtigung (siehe Abb. 11).

Daß es im hormonellen System Anpassungen an die sportliche Belastung gibt, kann man bereits an der rein anatomischen Vergrößerung der Hypophyse und der Nebennierenrinde trainierter Sportler erkennen.

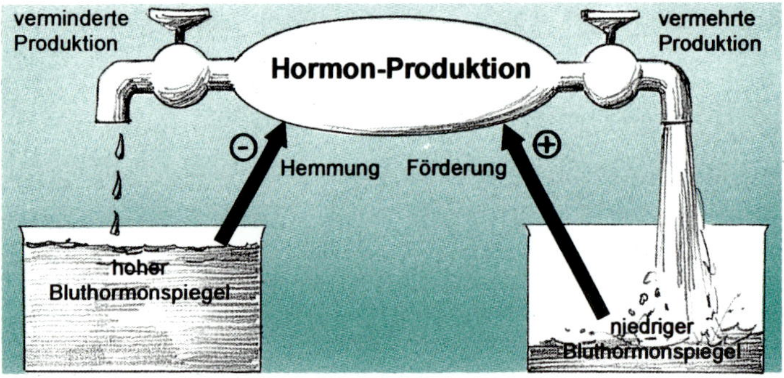

Abb. 10: Prinzip der Rückkopplung im hormonellen Reglersystem

Die funktionellen Verbesserungen durch Ausdauerbelastung

Das Wachstumshormon (Somatotropes Hormon = STH)
Synonym: Human Growth Hormon = HGH
Im Kindes- und Jugendalter fördert STH das Längen- und Dickenwachstum des Bewegungsapparates. Bei längeren Ausdauerbelastungen mittlerer Intensität bewirkt es in allen Altersstufen infolge vermehrter Ausschüttung aus seiner Bildungsstätte, der Hirnanhangdrüse (Hypophyse), eine **vermehrte Fettverbrennung bei Schonung der Kohlenhydratvorräte**. Durch Ausdauertraining wird diese Fähigkeit gefördert, und es eröffnet sich dadurch die Chance, die Fettverbrennung über einen längeren Zeitraum zu nützen.
Als zusätzlich im Krafttraining wichtigen Effekt kennen wir die ei-

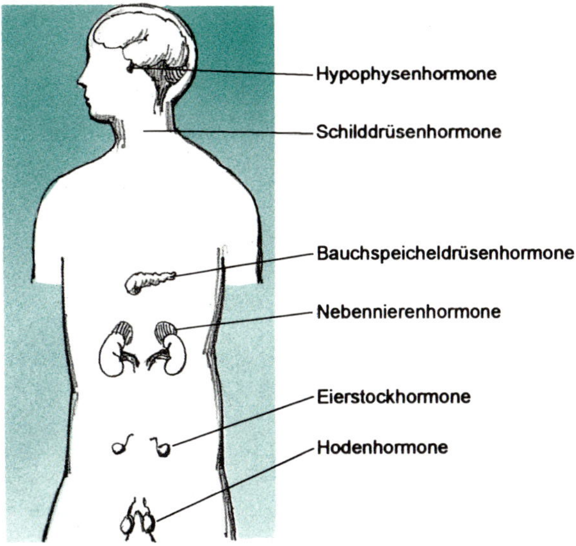

Abb. 11: Produktionsstätten der im Ausdauerbereich wichtigsten Hormone

weißaufbauende Wirkung von STH, z.B. Massen-/Kraftzunahme des Muskelapparates. Synthetisch hergestelltes STH fungiert(e) in gewissen Kreisen der »Kraft-Szene« als Dopingmittel.

Das antidiuretische Hormon (ADH)

Synonym: Vasopressin

Ebenfalls in der Hypophyse finden wir eine verstärkte Produktion von ADH unter Dauerleistungen. Dieses Hormon **vermindert die Wasserausscheidung** über die Nieren. Im Zusammenhang mit Ausdauerbelastungen kompensiert dieser Mechanismus die hohen Schweißraten, indem er die Wasserausscheidung über den Urin verringert, also erhöhten Wasserverlusten entgegenarbeitet.

Gleichzeitig fördert ADH die Blutumverteilung von der Haut in die belastete Muskulatur und **verbessert** damit deren **Arbeitskapazität**.

Die Glukokortikoide

Die Glukokortikoide, deren Hauptvertreter das Cortisol ist, werden in der Nebennierenrinde über Vermittlung von Steuerhormonen aus dem Zwischenhirn (RF) und der Hypophyse (ACTH) gebildet. Grundsätzlich führt jeder physische, aber auch psychische Streß zu vermehrter Hormonausschüttung (Streßhormone). Die, sportmedizinisch gesehen, wichtigste Funktion der Glukokortikoide stellt die **Zuckerherstellung aus Eiweißbausteinen** (Aminosäuren) dar.

Bei sehr langen Ausdauerbelastungen tritt mit dem Schwinden der Zuckervorräte (Glykogen) dieser Mechanismus zunehmend in den Vordergrund. Da dieser eiweißabbauende (katabole) Effekt auch ungünstige Auswirkungen auf die muskuläre Regeneration, die Gewebsstabilität (leichtere Verletzbarkeit von Muskel-, Bindegewebs- und Stützapparat) und auch auf die Immunlage (verminderte Antikörperbildung) haben kann, ist bei der Dosierung des Ausdauertrainings dieser Gesichtspunkt unbedingt mit einzubeziehen.

Ein gut trainierter Ausdauerathlet weist auf gegebener Belastungsstufe einen geringeren Cortisolblutspiegel auf. Im weiteren verstärken die Glukokortikoide die Wirkung der Katecholamine (Intensivierung der Herzkreislaufaktivität, s. dort).

Die Mineralkortikoide

Die Mineralkortikoide (wichtigster Vertreter: Aldosteron) sind weitere Nebennierenhormone, die vorwiegend den Natrium-, Kalium- und Wasserhaushalt steuern. Gut ausdauertrainierte Sportler zeigen durch die Anpassung dieses Hormonsystems einen besseren Schutz vor Regulationsstörungen im Sinne von Wasser- und Elektrolytverlusten und Beeinträchtigung des Temperaturhaushaltes auf.

Die Androgene

Die Androgene sind unter die Sexualhormone einzuordnen und werden beim Mann im Hoden, bei der Frau in geringen Mengen in der Nebennierenrinde gebildet. Hauptvertreter dieser sogenannten »männlichen Hormone« ist das **Testosteron**. Die wichtigste konzentrationsabhängige Androgenwirkung, die Geschlechtsdifferenzierung mit Ausbildung der sekundären männlichen Geschlechtsmerkmale, sei hier nur erwähnt. Außerhalb der Sexualfunktion steht die gewebeaufbauende (anabole) Wirkung mit ihren Folgen auf die sportliche Leistungsfähigkeit im Vordergrund.

Bereits während körperlicher Belastung steigt die Produktion von Testosteron an und fällt insbesondere nach extremen Ausdauereinheiten (z. B. 3-Std.-Lauf) 5–6 Tage unter den Ausgangswert. Als Anpassung an das chronische Ausdauertraining finden wir **erhöhte Testosteronspiegel** bereits **in Körperruhe**, die unter Belastung wesentlich

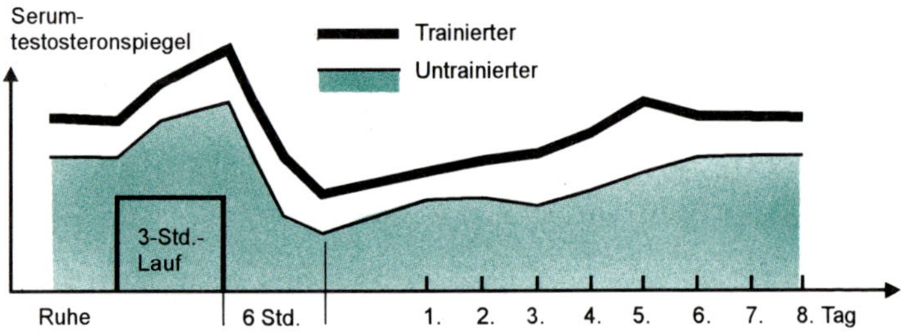

Abb. 12: Verhalten der Serum-Testosteronspiegel im Zusammenhang mit einer 3stündigen Ausdauerbelastung beim Untrainierten und Trainierten (n. Hollmann)

höhere Werte als beim Untrainierten erreichen (s. Abb. 12). Diese Adaptation bewirkt einen schnelleren und umfangreicheren Wiederaufbau der während der Belastungsphase verschlissenen Eiweißkörper (Enzyme, Muskelprotein usw.) und führt damit zu einer **verkürzten und verbesserten Regeneration**. Vereinfacht dargestellt wirkt die anabole Androgenreaktion der katabolen Glukokortikoidwirkung entgegen.
Noch mehr als Somatotropin findet Testosteron und seine Abkömmlinge (»Anabolika«) in bestimmten Insider-Kreisen von Kraftsportarten als Muskelaufbaumittel Anwendung. Wegen möglicher schädlicher Nebenwirkungen und Mißachtung des sportlichen Fair play erfolgte jedoch bereits vor Jahren die Aufnahme in die Doping-Liste. Darüber hinaus gibt es jedoch medizinische Gründe, bei bestimmten Krankheitsbildern anabole Hormone zu verabreichen.

Die Östrogene und Gestagene
Diese »weiblichen Hormone« steigen nach Ausdauerbelastung deutlich an und scheinen ebenfalls die anabole Reaktion positiv zu beeinflussen.

Die Katecholamine
Bei körperlichen Leistungen und starken psychischen Beanspruchungen spielen die Katecholamine **Adrenalin** und **Noradrenalin** eine bedeutende Rolle.
Diese beiden Leistungshormone weisen Differenzen bezüglich Auslösereiz, Produktionsort und Wirkungsqualität auf, die in nachfolgender Übersicht schematisiert gegenübergestellt werden sollen.

<table>
<tr><th></th><th>Adrenalin</th><th>Noradrenalin</th></tr>
<tr><td>Ausschüttungsreiz</td><td>psychischer und physischer Reiz</td><td>vorwiegend physischer Reiz</td></tr>
<tr><td>Produktionsort</td><td>zu 90% Nebennierenmark
10% sympathisches Nervensystem</td><td>90% sympathisches Nervensystem
10% Nebennierenmark</td></tr>
<tr><td rowspan="2">Wirkungsqualität</td><td>Herzaktiv
– Erhöhung von Herzfrequenz und -kraft</td><td>Gefäßaktiv
– Gefäßengstellung im Bereich des Verdauungstraktes und der Haut zugunsten der Durchblutung der Arbeitsmuskulatur</td></tr>
<tr><td colspan="2">Stoffwechselaktiv
– Förderung der Brennstofffreisetzung (Glukose und Fettsäuren)</td></tr>
</table>

Ausdauertraining ökonomisiert die Freisetzung der Katecholamine, d. h., der Ausdauertrainierte setzt pro Belastungseinheit eine geringere Hormonmenge frei als der Untrainierte. Damit stehen ihm für **Maximal-**

leistungen Mobilisierungsreserven zur Verfügung. Zugleich wird unter allgemeiner Streßbelastung eine ausgeglichenere Reaktionsantwort des Nervensystems erreicht.

Die Schilddrüsenhormone

Biochemisch unterscheiden wir in Abhängigkeit vom Jodanteil zwei Schilddrüsenhormone: Thyroxin (T_4) und Trijodthyronin (T_3), deren Wirkung allerdings gleich ist: Sie besteht in einer allgemeinen Erhöhung des Stoffwechselumsatzes für Zucker, Fett und Eiweißkörper. Körperliche Belastung führt zu einer vermehrten Hormonausschüttung aus der Schilddrüse. **Ein verbesserter Trainingszustand korreliert eng mit einem vergrößerten Umsatz an Schilddrüsenhormon.** Somit erhöht sich auch der Jodbedarf durch Leistungssport. Insbesondere in Jodmangelgebieten (Alpenregion) ist dieser Tatsache durch entsprechende Ernährung (jodiertes Salz) Rechnung zu tragen. Zudem wirkt Jod der Kropfbildung entgegen.

Die Bauchspeicheldrüsenhormone

- Insulin

Durch Einschleusung von Zucker in die Zelle (Glykogen-, aber auch Fettbildung) und Förderung der Zuckerverbrennung wirkt Insulin grundsätzlich **blutzuckersenkend**. Ausschüttungsreiz stellt eine Erhöhung des Blutzuckerspiegels dar. Chronische Ausdauerreize vermindern den Insulinbedarf bei gleichzeitiger Verbesserung der Insulinwirkung, so daß insgesamt als Nettoeffekt eine *Insulineinsparung* resultiert, was in der Therapie der Zuckerkrankheit genutzt werden sollte.

- Glukagon

Glukagon erhöht antagonistisch zum Insulin die Freisetzung der Brennstoffe Glukose und Fettsäuren unter körperlicher Belastung. Ausschüttungsreiz stellt das Absinken des Blutzuckers dar. Der Blutglukagonspiegel verhält sich damit auch gegensinnig zur Verminderung des Insulinspiegels unter Belastungsbedingungen und steigt deutlich an. Als direkte Folge steht bei langen Ausdauerbelastungen *vermehrt* Brennstoff zur Verfügung. Zusätzlich besitzt Glukagon eine leicht herzkräftigende Wirkung.

Ausdauertraining vermindert einerseits den Hormonbedarf im energetischen Bereich unter Ruhebedingungen, erhöht aber andererseits die hormonellen Mobilisationsreserven unter Belastungsbedingungen und verbessert die hormoninduzierte Wiederherstellung nach Belastung.

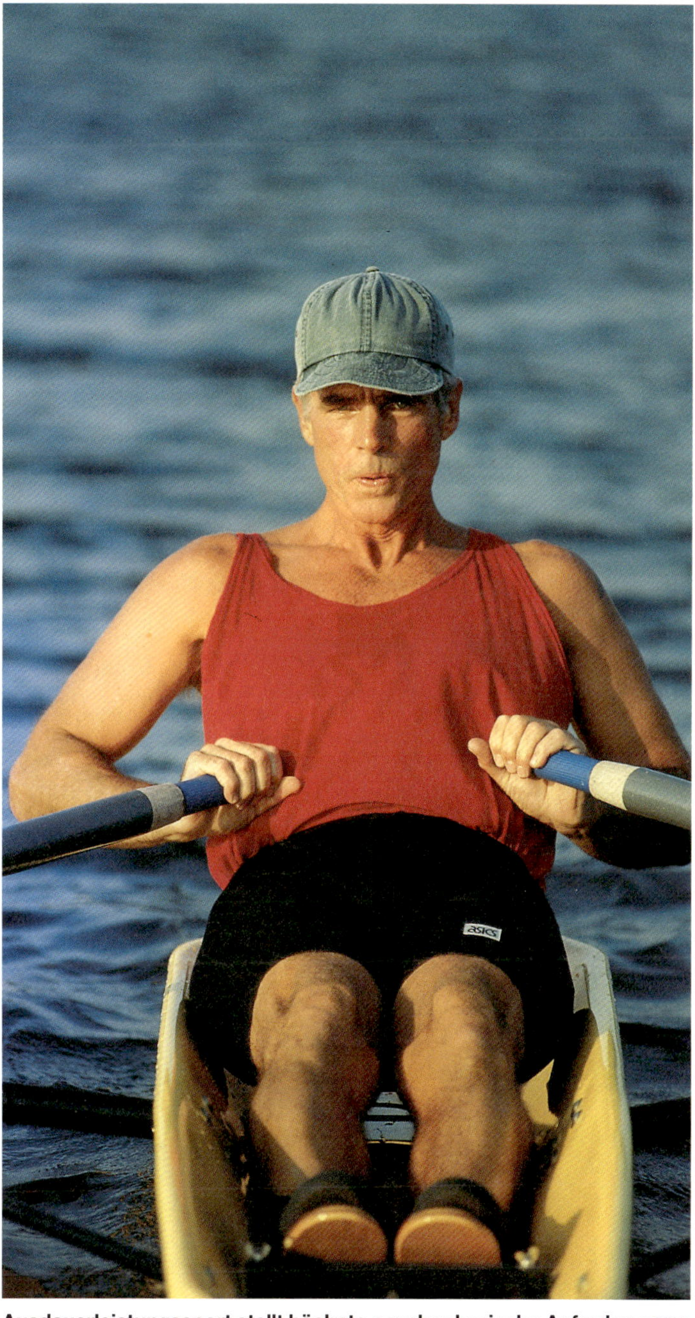

Ausdauerleistungssport stellt höchste psychophysische Anforderungen

Die psychischen Aspekte der Ausdauerbelastung

Regelmäßiges Ausdauertraining hat einen nicht unerheblichen Einfluß auf psychische Verhaltensweisen. So haben wir bisher bereits die beruhigende Wirkung auf das vegetative Nervensystem (auch als »Vagotonie« bezeichnet) bei verminderter Streßhormonausschüttung kennengelernt.
Aus der Betreuung von depressiv Erkrankten weiß man, daß Laufgruppentraining das therapeutische Gesamtkonzept unterstützt, ja daß diese Ausdauerbelastung, regelmäßig durchgeführt, sogar ein eigenständiges **antidepressives Therapieprinzip** für leichtere Erkrankungsformen darstellen kann: z. B. bei der depressiven Reaktion infolge beruflicher oder privater Überlastung.
Seit langem ist der euphorische Zustand im Langstreckenlauf, auch »runner's-high« genannt, bekannt: trotz härtester körperlicher Strapazen stellt sich im Lauf eine Art Glücksgefühl ein, das sämtliche Schmerzen und Zweifel vergessen läßt. Bei guten Ausdauersportlern kann man eine suchtartige Beziehung zu ihrer Sportart beobachten. Es findet sich eine positive Abhängigkeit des Wohlbefindens von der gewohnten Sportausführung. Entsprechend sind »Entzugserscheinungen« in Form psychischer Unausgeglichenheit bei Verhinderung durch Verletzung o. ä. festzustellen.

Was steckt physiologisch gesehen hinter der »Droge« Ausdauersport?

In den frühen achtziger Jahren fand man erstmals bei amerikanischen Langstreckenläufern erhöhte Blutspiegel von β-**Endorphin**. Es handelt sich um eine Eiweißverbindung aus dem Zwischenhirn und der Hirnanhangdrüse, die **morphinartige Wirkungen** zeigt, wie Euphorie, vegetative Beruhigung und Schmerzaufhebung. Das heißt, daß der Körper in der Lage ist, sein »eigenes Morphium« herzustellen. Dies geschieht aber nicht unter Normalbedingungen, sondern nur unter stärkerer psychophysischer Belastung und dient dazu, störende banale Reize wie Schmerzen, Harndrang usw. auszuschalten, um sich ganz auf den extremen Belastungsreiz konzentrieren zu können.
Wie es nach den Ergebnissen wissenschaftlicher Kontrolluntersuchungen scheint, führen auch stärkere allgemeine Ausdauerbelastungen großer Muskelgruppen zur vermehrten Produktion von β-Endorphin, was die vorher angesprochenen psychischen Veränderungen erklären würde.

Regelmäßiges Ausdauertraining führt zu einem psychovegetativ tonisierenden Effekt.

Kapitel 2
Keine Leistung ohne Energie

2

Der menschliche Organismus besitzt eine universelle Energiequelle, die für nahezu sämtliche aktiven Stoffwechselprozesse Energie liefert:

ATP = Adenosintriphosphat
Durch enzymatische Spaltung dieser *Adenosintriphosphorsäure* – wir wollen sie im weiteren nur mit **ATP** bezeichnen – zu *Adenosindiphosphat* **(ADP)** und *freies Phosphat* **(P)** wird die in dieser chemischen Verbindung gespeicherte Energie frei und kann in mechanische Energie, z. B. in Muskelarbeit, umgesetzt werden oder auch für den Wiederaufbau von durch sportliche Belastung verschlissenem Körpermaterial verwandt werden (s. Abb. 13).

Vom energetischen Standpunkt aus stellt ATP also eine Art Muskelbatterie dar, die den Strom für die Muskelarbeit liefert. Leider ist der ATP-Vorrat in der Muskulatur sehr begrenzt, so daß er nur für zwei bis drei Kontraktionen bzw. ein bis zwei Sekunden Arbeitsdauer bei starker muskulärer Belastung ausreicht (z. B. Wurfbewegung).
Jede weitere Muskelarbeit erfordert deshalb zunächst die Wiederauffüllung des entleerten ATP-Pools, ansonsten wären weder Sprintbelastungen über zwei Sekunden noch Ausdauerbelastungen über mehrere Stunden möglich.

Für diese Wiederaufladung der Muskelbatterie (Regeneration der ATP-

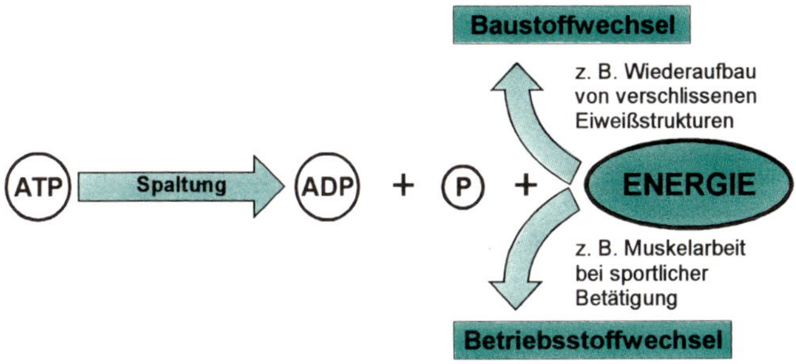

Abb. 13: Energiefreisetzung durch ATP-Spaltung

Speicher) bieten sich nun verschiedene Möglichkeiten, die neben zeitlichem Verlauf (Geschwindigkeit der Wiederauffüllung) von Belastungsintensität und -dauer abhängen:

- Die Wiederauffüllung aus Energiereserven (energiereiche Phosphate).
- Die anaerobe Energiegewinnung.
- Die aerobe Energiegewinnung.

Die Bereitstellung von ATP aus Energiereserven

Die Muskelzelle besitzt einen speziellen **Energiezwischenträger**, das *Kreatinphosphat* **(KP)**. Durch Übertragung seines Phosphatrestes kann Kreatinphosphat das bei der ATP-Spaltung anfallende »wertlose« ADP in energetisch wertvolles ATP zurückverwandeln (s. Abb. 14).
Bei Spitzenbelastungen bietet sich auch die Rückverwandlung von zwei ADP-Molekülen in ATP und AMP an (Myokinasereaktion, auf sie wird hier nicht näher eingegangen).
Dieser Vorgang der Regeneration von ATP aus KP + ADP geht ohne meßbaren Zeitverlust einher, so daß wir in der Praxis das ATP/KP-System als Sofortenergie bezeichnen können (sportmedizinischer Terminus: anaerobe alaktazide Energie).
Leider reicht auch diese Energieform, der Kreatinphosphatspeicher ist etwa 3- bis 4mal so groß wie der des ATP, nur für kurze Zeit:

bei Höchstbelastung (z. B. 100-m-Lauf) bis ca. 8 sec,
bei niedriger Intensität bis maximal 20 sec.

Durch Sprintserien von 30 bis 50 m ist der Ausbau der Kapazität des Kreatinphosphatspeichers möglich. Im Ausdauerbereich kommt dieser Energieform beim Start (z. B. schneller Staffelstart) und bei Zwischensprints (z. B. Überholmanöver) praktische Bedeutung zu.

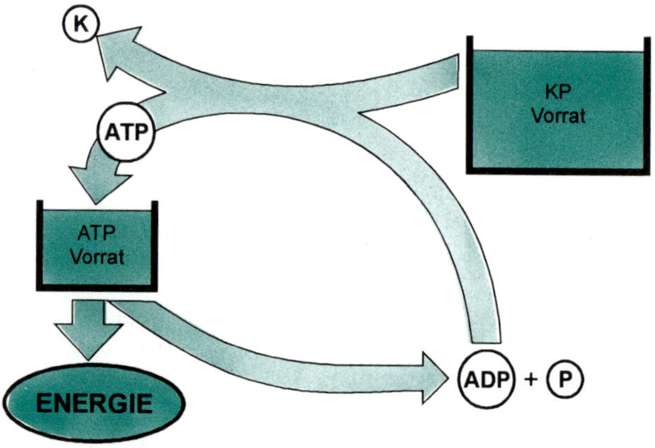

Abb. 14: Resynthese von Adenosintriphosphat (ATP) aus Kreatinphosphat (KP)

Die Wiederauffüllung der leeren Energiespeicher und die Energieherstellung für längere Muskelarbeit erfolgt nun im weiteren durch Abbau von energieliefernden Substraten, die mit der Nahrung aufgenommen werden. In erster Linie sind dies Traubenzucker (Glukose) und Fettsäuren (Fett), in geringem Maß auch Aminosäuren (Eiweißbausteine).

Grundsätzlich bieten sich zwei Abbauwege zur Herstellung weiterer Energie an:
- die **anaerobe** (sauerstofflose) und
- die **aerobe** (sauerstoffverbrennende) Energiegewinnung.

Anmerkung: Die Namengebung stammt aus dem Altgriechischen: AER = Luft (Aussprache: aèr)

Die Entscheidung, welchen Weg der Körper wählt, hängt vorwiegend von der Belastungsintensität ab:
- hohe und/oder schnell ausgeführte Muskelbelastungen werden anaerob,
- mittlere gemischt anaerob/aerob
- und niedrige und/oder langsame rein aerob abgedeckt.

Die anaerobe Energiegewinnung

Bei hoher Belastungsintensität wird ausschließlich **Traubenzucker** (Glukose) bzw. seine Speicherform, **Glykogen**, im Zellwasser (Plasma) der Muskelzelle mit hoher Geschwindigkeit ohne Mitwirkung von Sauerstoff zu Milchsäure (=**»Laktat«**) abgebaut. Dabei werden pro Traubenzucker zwei Einheiten ATP frei (s. a. Abb. 15). Diese Art der Energieproduktion, die wohl von Natur aus primär für die Überlebensreaktionen Kampf oder Flucht bestimmt ist, ist im biochemischen Sinne unkompliziert, schnell und ermöglicht einen hohen Muskeleinsatz. Limitiert wird sie allerdings durch die Anhäufung von Milchsäure (Laktat). Denn die durch sie verursachte Ansäuerung der Arbeitsmuskulatur behindert die chemischen Reaktionen für die Muskelkontraktion, wirkt also leistungsbegrenzend. D. h., je höher die Arbeitsintensität, um so früher tritt das **Arbeitsende durch Übersäuerung** ein. Die maximale anaerobe Arbeitszeit beträgt etwa 40 sec, danach stellt sich ein kontinuierlicher Abfall der anaeroben Leistungsfähigkeit ein. Wegen ihrer laktatbildenden Reaktion wird diese Energiegewinnung in der Sportmedizin häufig als anaerob laktazide Form bezeichnet. Oftmals findet sich auch der Begriff: Glykolyse.

Die bei der anaeroben Energiegewinnung anfallende Milchsäure strömt mit einer zeitlichen Verzögerung von etwa 2 min vom Muskel ins Blut und wird dort von Leber, Herz, Nieren und unbelasteter Muskulatur verstoffwechselt (Laktatelimination). Wobei die Leber in der Lage ist, aus dem »Abfallprodukt« Milchsäure wieder rückläufig Glykogen herzustellen. Der Herzmuskulatur dient Milchsäure sogar als Brennstoff.

Die aerobe Energiegewinnung

Bei niedrigen bis mittleren Belastungsintensitäten über einen längeren Zeitraum (größer als 2 min) tritt die Substratverbrennung unter Sauerstoffbedingungen in den Vordergrund. Traubenzucker bzw. Glykogen wird hier unter **Mitwirkung von Sauerstoff** in den Zellkraftwerken (Mitochondrien) der Arbeitsmuskulatur in einem aufwendigen, deshalb auch langsameren Arbeitsgang zu Wasser und Kohlendioxid abgebaut. Vorteil dieser Verbrennung ist eine sehr große Energieausbeute (38 ATP pro Molekül Traubenzucker) und unproblematische Endprodukte, die keine Leistungsbegrenzung wie etwa die Milchsäure bewirken: Wasser wird über die Harnwege, Schweiß usw. ausgeschieden, Kohlendioxid über die Lungen abgeatmet.

Als weiterer Vorteil erweist sich die Benutzung von **Fett als Verbrennungssubstrat**. Während die Traubenzuckervorräte (Glykogen) in Muskel und Leber in begrenzter Menge vorhanden sind und aerobe Leistungen nur bis zu 1 Std. zulassen, sind die Depotfettvorräte in der Muskelfaser und vor allem im Unterhautfettgewebe auch bei schlanken Sportlern nahezu unbegrenzt und ermöglichen Leistungen niedriger Intensität über mehrere Stunden. Hier kann bis zu 90% des gesamten Energiebedarfs durch Fettsäureabbau gedeckt werden. Allerdings kommt die aerobe Traubenzuckerverbrennung bereits nach mehreren Minuten voll zum Tragen (z. B. 50% Verbrennungsanteil nach 2 min), wohingegen ein Nachteil der Fettverbrennung in einem verzögerten Wirkungseintritt (erst ca. 15–30 min nach Belastungsbeginn) und in einem Mehrverbrauch an Sauerstoff besteht, was sich allerdings bei niedriger Belastungsintensität nicht negativ auswirkt. Außerdem sind für die Fettverbrennung immer geringe Mengen an Traubenzucker notwendig: »Fettverbrennung im Feuer der Kohlehydrate«.

Bei besonders intensiven Ausdauerbelastungen über eine Stunde werden auch vermehrt sogenannte glukoplastische Aminosäuren über Umwandlung zu Glukose in den aeroben Energiestoffwechsel mit einbezogen, insbesondere im Hunger- oder Übertrainingszustand, wenn die Glykogenspeicher vorzeitig verbraucht sind. Auslösereiz scheint also bei dieser »außerplanmäßigen« Art der Energieproduktion der kritische Abfall der mobilisierbaren Glukose zu sein.
Aminosäuren sind prinzipiell nicht für den Betriebsstoffwechsel gedacht, sondern sie sind Eiweißbausteine und damit wertvolles Material zur Herstellung von Muskeleiweiß, Binde-/Stützgewebe, Enzymen, biologischen Membranen und Immunkörpern. Chronischer Eiweißabbau durch Übertraining sollte deshalb im Hinblick auf vorzeitigen Materialverschleiß (Verletzungsanfälligkeit) und verschlechterte Immunlage (Infektneigung) vermieden werden.
Aus Anschaulichkeitsgründen und zum besseren Verständnis sei es erlaubt, die anaerobe und aerobe Energiegewinnung mit dem Verbrennungsablauf beim Otto-Motor zu vergleichen (s. Abb. 15).

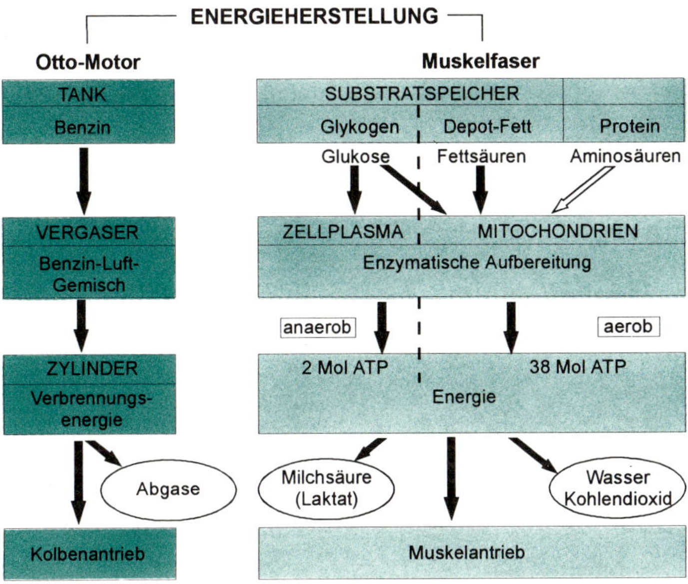

Abb. 15: Vergleichende Gegenüberstellung der aeroben und anaeroben Energiegewinnung mit dem Verbrennungsvorgang beim Otto-Motor

Vergleicht man anaerobes und aerobes Energiesystem, so finden sich für jedes System Vor- und Nachteile, die es im Sport zu nutzen bzw. zu vermeiden gilt.

anaerob
im Zytoplasma

Vorteile:
- schneller Wirkungseintritt
- maximale Muskelbelastung möglich

Nachteile:
- kurze Wirkdauer
- Muskel- und Blutansäuerung
- leistungsbegrenzend
- geringer Wirkungsgrad (1 mol Glucose → 2 mol ATP)
- Fett als Substrat nicht verwendbar

aerob
in den Mitochondrien

Nachteile:
- verzögerter Wirkungseintritt (Sauerstoffschuld)
- nur leichte bis mittlere Intensität

Vorteile:
- lange Wirkdauer
- keine Belastungs- und Leistungsbegrenzung durch »Abfallprodukte«
- hoher Wirkungsgrad (1 mol Glucose → 38 mol ATP)
- große Fettdepots zur Verbrennung nutzbar

Welcher Weg der Energiefreisetzung ist der richtige?

Stellt man die verschiedenen Energiesysteme entsprechend ihrer maximalen **Freisetzungsgeschwindigkeit** (maximale energetische Flußrate) zeitlich hintereinander, so ergibt sich folgendes Bild (Abb. 16):

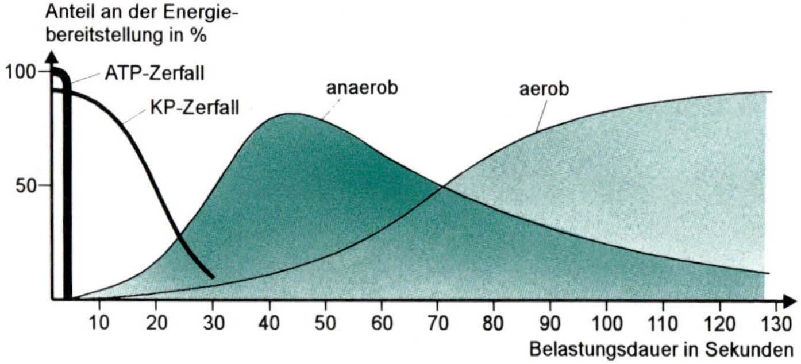

Abb. 16: Anteil der energieliefernden Prozesse an der Energiebereitstellung bei maximaler körperlicher Belastung von unterschiedlicher Dauer

Die möglichen Wege der Energiefreisetzung stellen sich also mit zunehmender zeitlicher Verzögerung wie folgt dar:

1. **Kurze explosive Belastung** bis 2 sec:
   Energie wird nur aus ATP-Zerfall gewonnen
   Beispiel: Kugelstoßen
2. **Kurze explosive Leistung** bis 8 sec:
   Energiegewinn erfolgt aus Kreatinphosphatspeicher (→ ATP)
   Beispiel: 50- bis 75-m-Sprint
3. **Maximale Leistung** bis zu 40–50 sec:
   Energiegewinn durch zusätzlichen anaeroben Glukose-Abbau
   Beispiel: 400-m-Lauf
4. **Intensive Belastungen** von mehr als 2 min Dauer:
   Energiegewinn zunehmend durch aeroben Glukose-Abbau, bei Belastungen über 30–60 min zusätzlich durch ansteigenden aeroben Fettsäureabbau.
   Beispiel: Langstreckenlauf

In der Praxis entscheidet sich die Muskulatur nicht grundsätzlich für die eine oder andere Energieform, sondern es kann, insbesondere im Ausdauerbereich, je nach Belastungsintensität und -dauer zu Mischformen kommen.
So z.B. wird im 800-m-Lauf 50% des Gesamtenergieaufwandes anaerob, 50% aerob abgedeckt, während im Marathonbereich praktisch der gesamte Energieaufwand aerob bewältigt wird.

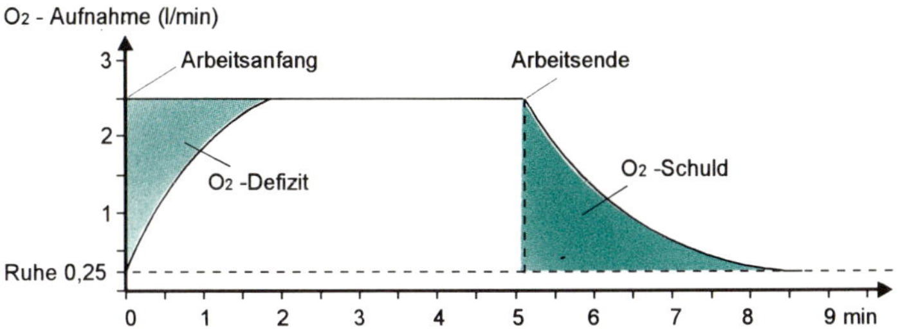

Abb. 17: Sauerstoffschuld

In diesem Zusammenhang sei auch der Begriff der Sauerstoffschuld erwähnt: Allgemein gilt, je höher die aerobe Belastung der Muskulatur ist, um so höher ist auch der Sauerstoffverbrauch. Wird nun zu Beginn einer intensiven Ausdauerbelastung im Verhältnis zur Arbeitsintensität zu wenig Sauerstoff aufgenommen, so entsteht ein Sauerstoffdefizit, die Energie wird zunächst anaerob gedeckt. Nach Beendigung der Belastung findet sich eine zusätzliche Sauerstoffaufnahme (Sauerstoffschuld), um die anfänglich verbrauchten Kreatinphosphatspeicher wieder aerob aufzufüllen und die entstandene Milchsäure zu verstoffwechseln. Zusätzliche Faktoren, wie Thermoregulation, sympathikotone Antriebserhöhung usw., erhöhen ebenfalls die O_2-Nachatmung, die deshalb immer größer als das O_2-Defizit ist (s. Abb. 17). Der Begriff O_2-Schuld ist insgesamt etwas unglücklich gewählt, besser wäre O_2-Nachatmung.

Die Entscheidung, welcher Weg der Energiefreisetzung gewählt wird, ist neben der Freisetzungsgeschwindigkeit noch vom Sauerstoffaufnahmevermögen des Gesamtorganismus und von der Füllung der Substratspeicher (Glykogen) abhängig.

Die maximale Sauerstoffaufnahme

Je größer das Sauerstoffaufnahmevermögen eines Menschen ist, um so größer ist seine aerobe Verbrennungskapazität. Ähnlich wie ein hoher Milchsäurespiegel den einzelnen Arbeitsmuskel in seiner Ausdauerfähigkeit hemmt, so wirkt sich eine niedrige maximale Sauerstoffaufnahme ungünstig auf die **allgemeine aerobe Ausdauer** großer Muskelgruppen aus. D. h., die maximale Sauerstoffaufnahme ist ein **Leistungskriterium** für die allgemeine Ausdauerfähigkeit: je höher sie ist, um so besser sind die Voraussetzungen für gute Ausdauerleistungen. Im Verlauf eines Ausdauertrainings nimmt sie deshalb als Ausdruck der gesteigerten Leistungsfähigkeit zu und bildet das Fundament für sportliche Höchstleistungen. Auch der Untrainierte kann sie durch regelmäßiges Ausdauertraining bis zum 60. Lebensjahr noch steigern.

Die maximale Sauerstoffaufnahme ist an die Funktionskapazität folgender Systeme gebunden:

- Atemsystem,
- Herzkreislaufsystem,
- Sauerstofftransportkapazität des Blutes,
- aerobe Kapazität der Muskulatur.

Somit handelt es sich bei der maximalen Sauerstoffaufnahme um den Bruttoeffekt verschiedener Organsysteme. Bei Störung einer dieser Funktionseinheiten, z. B. durch Atemwegserkrankungen, Herzkrankheiten, Blutarmut oder schlechten Trainingszustand der Muskulatur, findet man ein Absinken der allgemeinen aeroben Ausdauer.
Ihre Ermittlung erfolgt am besten direkt durch Messung mittels spiroergometrischer Verfahren am Laufband, Fahrradergometer oder Ruderergometer, indem über ein Maskensystem Gaskonzentrationen und Atemvolumina pro Zeiteinheit gemessen werden. Bei sachgerechter Handhabung ist die direkte Messung indirekten Methoden (Vergleichsnomogrammen), die rechnerisch ermittelt werden, deutlich überlegen.

Das Ergebnis kann in Absolutwerten (Liter pro Minute) oder in Relativwerten (ml pro Minute und kg Körpergewicht) angegeben werden.
Die Normalwerte der Sauerstoffaufnahme für nicht ausdauertrainierte 20- bis 30jährige liegen in etwa bei:

	absolut	**relativ**
Frauen	2–2,5 l/min	35–40 ml/min × kg
Männer	3,1–3,5 l/min	40–45 ml/min × kg

Bei Trainierten liegen sie wesentlich höher (s. Tabelle nach Astrand und Rodahl 1977, Kapitel »Bestimmung des Sauerstoffaufnahmevermögens«).

Obwohl derzeit etwas vernachlässigt, gehört die Messung der maximalen Sauerstoffaufnahme neben der Laktatmessung zu den wichtigsten leistungsdiagnostischen Verfahren.

Auf die Bedeutung der Nährstoffspeicher bei der Energiegewinnung wird im Kapitel »Richtige Ernährung« eingegangen. Hier sei vor allem darauf hingewiesen, daß der Weg der Energiefreisetzung auch vom **Ernährungszustand** bestimmt wird. Leere Zuckervorräte (Glykogen) zwingen dem Organismus die Verbrennung von wertvollem Eiweiß auf und führen in einen allgemeinen Abbauzustand, der als »Übertraining« bezeichnet wird und der die Immunlage des Körpers mit den Risiken gehäufter Erkrankungen schwächt.

Kapitel 3
Training – ein Wechselspiel zwischen Ermüdung und Regeneration

3

Definition des Trainings: Allgemein stellt Training einen Übungsprozeß mit dem Ziel der Verbesserung im angestrebten Bereich dar.

Die Trainingsprinzipien

Grundlage eines jeden Trainingsfortschritts stellt die Anpassung des menschlichen Organismus auf den Trainingsreiz dar. Diese biologische Anpassung findet auf allen Ebenen der psychophysischen Systeme statt, und es resultiert eine höhere Belastbarkeit (Trainingseffekt; s. Abb. 18).

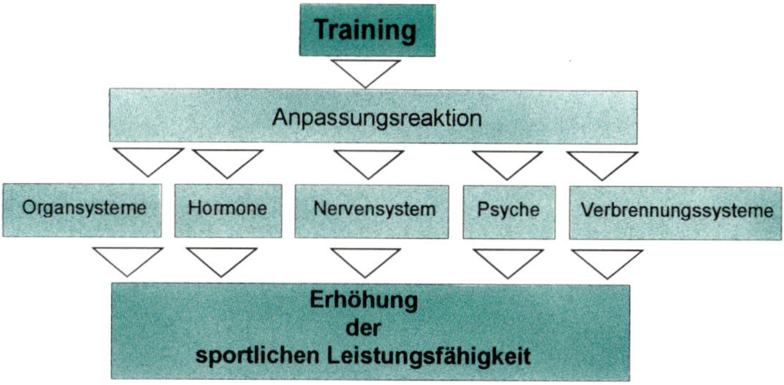

Abb. 18: Der Trainingseffekt als Ergebnis der Anpassung aller psychophysischen Systeme

Die Anpassungsreaktionen auf funktionell-anatomischer und energetischer Ebene wurden bereits im einzelnen in den Kapiteln 1 und 2 besprochen. In ihrem Zusammenspiel sind sie immer als ein einheitlicher Prozeß aufzufassen.

Den Nettoeffekt der Leistungsverbesserung bezeichnet man auch allgemein als **Superkompensation**.

Die Antwort des Körpers auf den Trainingsreiz sei am Beispiel des sportlichen Leistungsniveaus veranschaulicht (s. Abb. 19):

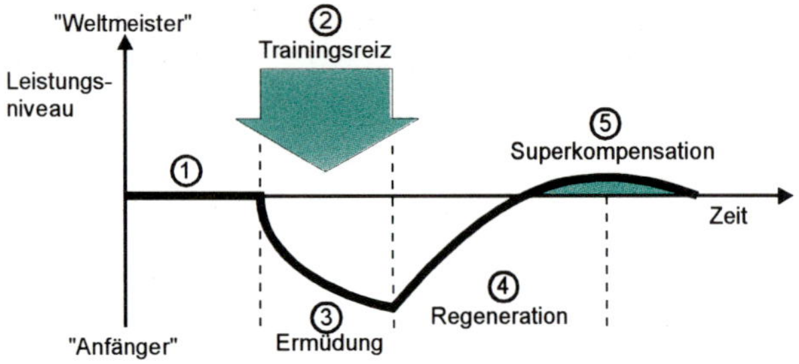

Abb. 19: Prinzip der biologischen Anpassung: Von einem individuellen Leistungsniveau ausgehend ① kommt es während des Trainingsreizes ② (z. B. 2-Stunden-Training) zur Ermüdung ③ mit Absinken des Leistungsniveaus. Am Ende des Trainings setzt die ansteigende Regenerationsphase ④ mit belastungsabhängig unterschiedlich langer Zeitdauer ein. Im letzten Teil der Regeneration wird dann ein höheres Leistungsniveau als ursprünglich erreicht: Superkompensation ⑤. Bleiben weitere Trainingsbelastungen aus, erfolgt die allmähliche Rückkehr auf das Ausgangsniveau.

Kontinuierliche Trainingsbelastungen führen beim **Trainingsanfänger** zu einem **schnellen Anstieg** des Leistungsniveaus mit anschließender Sättigung der Anstiegskurve bei gleichbleibender Trainingsbelastung (Abb. 20, I).
Ein weiterer Leistungszuwachs ist dann nur durch Umstellung des Trainings mit Erhöhung der Belastungsanforderung möglich (Abb. 20, II).

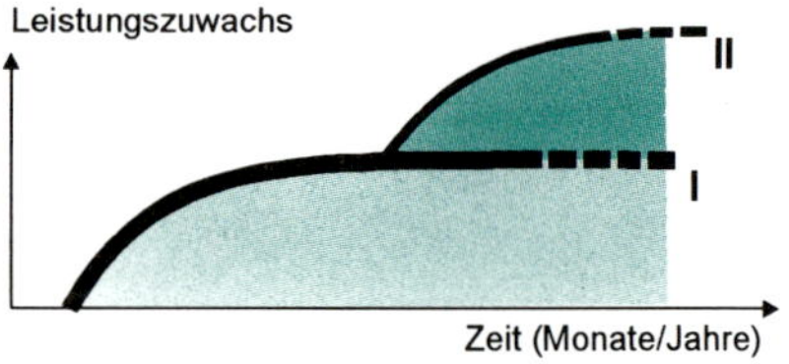

Abb. 20: Sättigung des Leistungszuwachses bei gleichbleibender Belastung: I; weiterer Anstieg bei Erhöhung der Belastungsanforderung: II

Je höher das sportliche Leistungsniveau bereits ist, um so geringer ist der Trainingszuwachs bei den einzelnen Trainingsformen.
Im Marathonbereich ist z. B. die Verbesserung um eine ½ Std. im Anfängerbereich wesentlich leichter erreichbar als die Verbesserung um 1 Minute im absoluten Spitzenbereich.

Beendigung eines jahrelangen Trainings führt zuerst zu einem raschen Abfall des Leistungsniveaus, dann zu einer allmählichen Rückbildung der erworbenen Leistungsfähigkeit. Oftmals bleibt ein leicht erhöhtes Trainingsniveau auch ohne Training sozusagen als »Relikt« zurück. Ursache dürfte die im Leistungsbereich erworbene Ökonomisierung der Funktionsabläufe sein (Abb. 21).

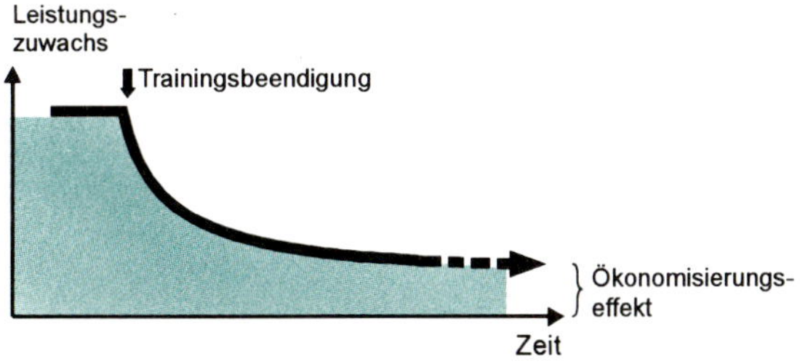

Abb. 21: Ökonomisierungseffekt nach Trainingsbeendigung

Der Trainingsreiz und das Trainingsniveau

Die Rückantwort des Körpers ist abhängig von der Art des Trainingsreizes und dem Trainingsniveau des Sporttreibenden. So rufen gleichartige Belastungsanforderungen bei unterschiedlichen Individuen unterschiedliche Reaktionen hervor. Der Trainingsplan eines Weltklasseathleten z.B. ist für den Durchschnittssportler nicht geeignet; bei dem einen bedeutet er Trainingsfortschritt, dem anderen Überforderung mit Abbau der sportlichen Leistungsfähigkeit. So banal diese Aussage klingen mag, so häufig werden Trainingspläne von Weltmeistern und Olympiasiegern durch sogenannte, meist selbsternannte, Trainer abgeschrieben und unmodifiziert auf Nachwuchssportler übertragen. Daraus ergibt sich die Forderung, daß der Trainingsreiz niveauangepaßt zu individualisieren ist.

Grundsätzlich unterscheidet man:
Reizintensität = Stärke des einzelnen Reizes
Reizdauer = Einwirkdauer des Reizes
Reizdichte = Zeitliche Aufeinanderfolge der Reize
Reizumfang = Dauer und Zahl der Reize pro Trainingseinheit
Trainingshäufigkeit = Zahl der Trainingseinheiten pro Tag oder Woche

Der Erfolg des Trainings ist nun abhängig von der gezielten Auswahl und dem Einsatz dieser Belastungskomponenten.

Die Trainingseffekte

Das optimale Training

Optimal gesetzte neuerliche Trainingsreize sollten jeweils in den Zeitraum der Superkompensation fallen. Durch Summation der Einzeleffekte steigt das Leistungsniveau kontinuierlich an (Abb. 22).
Dieses Prinzip wird zum Beispiel beim *Grundlagentraining* zur Verbesserung der aeroben Ausdauer im Langstreckenlauf verwandt:
Beispiel: Umfangbetonte Dauerläufe mehrmals pro Woche.

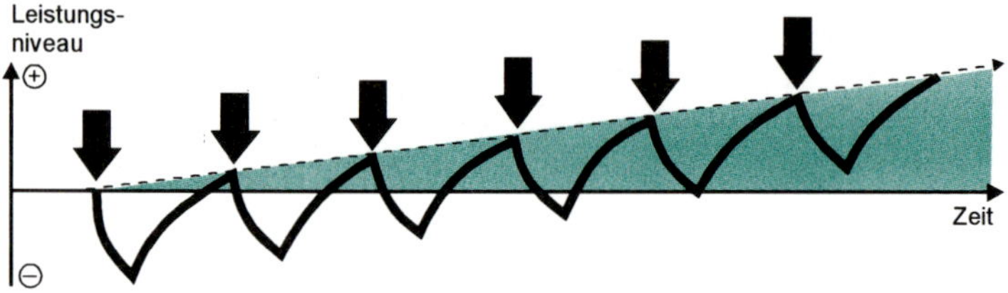

Das Prinzip der »summierten Wirksamkeit«

Mehreren vorzeitig in die Regenerationsphase gesetzten Belastungsreizen folgt eine überschießende Superkompensation (Abb. 23).
Im *Hochleistungstraining* ist diese Variation mit Aufstockung der Ermüdung und anschließender Erholung ein häufig angewandtes Trainingsschema.
Beispiele: Intensives Intervalltraining für Mittel-Langstreckenlauf oder inkomplette Erholung von Tag zu Tag beim **Höhentraining** bzw. beim Training in der Höhe.

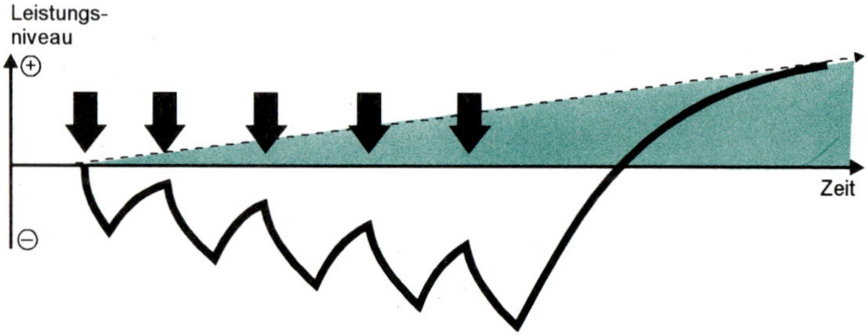

Abb. 23: Prinzip der summierten Wirksamkeit

Die Leistungsabnahme durch falsches Training

Zu häufig und/oder zu hart gesetzte Trainingsreize führen auf lange Sicht zum Absinken des sportlichen Leistungsniveaus, da sie dem Körper keine Chance zur vollständigen Regeneration lassen: die folgenden Trainingsreize treffen jedesmal auf unerholte Energiesysteme und Zellstrukturen, es besteht die Gefahr des sogenannten Übertrainings (s. dort) und der leichteren Verletzbarkeit des Bewegungsapparates (Abb. 24).

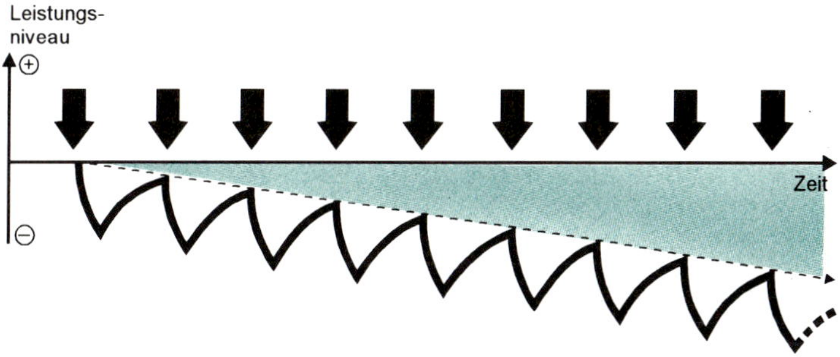

Abb. 24: Leistungsabnahme durch vorzeitig gesetzte Trainingsreize

3

Die Leistungsstagnation

Für einen Leistungsstillstand im Training können aus der Sicht der Trainingslehre noch weitere Mechanismen verantwortlich gemacht werden:

- **Unterschwellige oder monotone Trainingsreize**

Zu schwache oder ständig wiederkehrende, niedrig dosierte Beanspruchungen stellen einen ungenügenden biologischen Reiz für den Körper dar, oder es ist bereits eine Reizsättigung (Gewöhnung) eingetreten. Die Antwort des Körpers in Form des Superkompensationseffektes bleibt in beiden Fällen aus.

- **Zu lange Trainingsintervalle**

Folgen die nächsten Trainingsreize jeweils nach Rückbildung der Superkompensation, bleibt der sportliche Leistungszuwachs aus (Abb. 25).

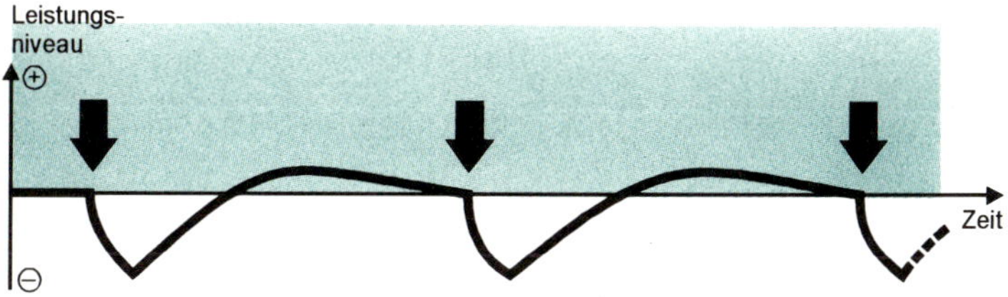

Abb. 25: Leistungsstagnation durch zu seltene Trainingsreize

Deshalb ist für den Trainingsfortschritt auch eine bestimmte Trainingshäufigkeit erforderlich.

Für Trainingsanfänger im Ausdauerbereich (z. B. Läufer, Radfahrer, Skilangläufer, Schwimmer, Wanderer) kann schon ein einmaliges Training pro Woche von 30–40 min Dauer (z. B. Dauerlauf im Pulsbereich 130–150/min) einen kleinen Leistungszuwachs bringen. Bei zunehmender Ausdauerniveauanhebung ist dann aber ein mehrmaliges Training pro Woche erforderlich. Höchstleistungen im Ausdauerbereich verlangen ein tägliches Training, das nur von gelegentlichen Ruhetagen (-wochen) unterbrochen ist.

Die Regenerationszeiten nach verschiedenen muskulären Belastungsformen

Da es – ausgenommen wissenschaftlicher Methodik – keine objektiven Zeichen für die Phase der Superkompensation gibt, das Körpergefühl kann hier trügen, sei im folgenden für verschiedene muskuläre Beanspruchungsformen die durchschnittliche Zeitdauer für eine vollständige muskuläre Regeneration bei Trainierten und Untrainierten angegeben. Bei Kindern oder im höheren Alter können sich die angegebenen Zeiten noch verlängern.

Belastungsform	trainiert	untrainiert
Extensives Ausdauertraining (z. B. 90-min-Lauf)	12 Std.	24 Std.
Intensives Ausdauertraining (z. B. 30-min-Berglauf)	24 Std.	48 Std.
Kraftausdauertraining (z. B. Hantelübung mit hohen Wiederholungszahlen u. geringen Widerständen)	24 Std.	48 Std.
Maximalkrafttraining (z. B. Pyramidentraining)	36 Std.	72 Std.

Die muskuläre Wiederherstellungszeit ist also vorwiegend eine Funktion der Belastungsintensität, weniger des Belastungsumfanges.

Übertraining (Überforderung)

Unter Übertraining versteht man das Nachlassen der sportlichen Leistungsfähigkeit im Trainingsprozeß über einen längeren Zeitraum in Verbindung mit objektiven und subjektiven Symptomen. Übertraining besitzt einen **Krankheitswert** und ist fast ausschließlich im Leistungs- und Hochleistungsbereich vor allem bei Ausdauersportlern beiderlei Geschlechts zu finden.

Hier bedeutet es allerdings eine »Katastrophe« mit erheblichen Auswirkungen auf den Athleten, seine Umwelt und auf die Einschätzung durch die Verbandsfunktionäre. Deshalb sei im Sinne der Aktiven näher darauf eingegangen.

Die Ursachen sind sehr komplex, es handelt sich meist um die Summe übermäßiger Reize: zu hartes Training, private oder berufliche Streßbelastung, Krankheitsfolgen und/oder falsche Lebensweise (s. Abb. 26).

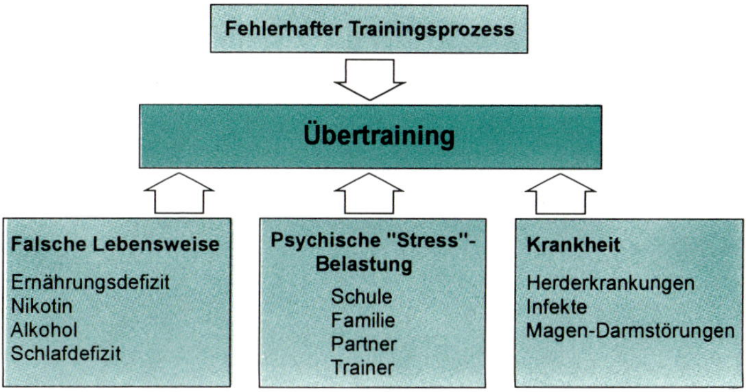

Abb. 26: Ursachenkomplex Übertraining

• Die **Hauptfehler im Trainingsprozeß** seien im folgenden stichwortartig angeführt:
- Regeneration vernachlässigt,
- Anforderungen zu schnell gesteigert,
- zu großer Belastungsumfang maximaler und submaximaler Intensität,
- zu hohe Intensität im Ausdauertraining,
- zu rasche Erhöhung der Belastung nach Zwangspausen (Verletzung, Krankheit),
- übermäßig forcierte Technik-Schulung ohne ausreichende aktive Erholung,
- Übermaß an Wettkämpfen,
- Häufung von Mißerfolgserlebnissen,
- übersteigerte Zielsetzung.

• Von **psychischer Seite** her finden sich oft folgende Konfliktsituationen:
- Hoher Erwartungsdruck mit Versagensangst. Häufig geht dieser Konflikt von überehrgeizigen Eltern oder Trainern aus.
- Partnerschaftsprobleme,
- Schwierigkeiten in der Schule oder im Beruf

• Auch **Krankheiten** mit eher schleichendem Verlauf können ein Übertraining begünstigen, z. B.
- Herderkrankungen im Nasen-Rachen-Bereich (chronische Nebenhöhleninfekte/Zahnherde)
- Viruserkrankungen ohne dramatischen Verlauf (z. B. Pfeiffersches Drüsenfieber)
- chronische Magen-Darm-Störungen mit Elektrolyt- und Flüssigkeitsverlusten

• Nicht zuletzt fördert eine **falsche Lebensweise** die Neigung zum Übertraining, z. B.:
- chronisches Schlafdefizit
- unzureichende Ernährungsbedingungen
- Alkohol/Nikotin

• Die **Symptome des Übertrainings** ergeben sich aus der Fehlfunktion folgender Systeme:

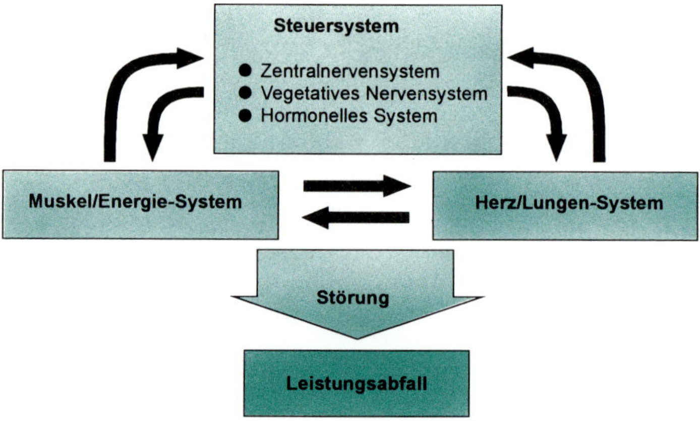

• **Symptome infolge Fehlfunktionen des Steuersystems:**
- Affektlabilität: starke Stimmungsschwankungen mit zeitweise aggressiver, aber auch fatalistischer Verhaltensweise.
- Antriebslosigkeit; depressive Grundstimmung, fehlender Leistungswille.
- Schlafstörungen: in der Regel Einschlafstörungen, seltener Durchschlafstörungen.
- Konzentrationsstörung: auffällige Verschlechterung in der Ausführung technischer Bewegungsabläufe, z. B. vermehrte Sturzneigung im Skilanglauf, schlechte Schießergebnisse im Biathlon.
- Verschiebung hormoneller Reaktionen: das Verhältnis aufbauender (Testosteron) zu abbauenden Hormonen (Cortisol) verschiebt sich zugunsten der abbauenden Hormone. Die Katecholamine (Streßhormone) können entweder übermäßig erhöht oder stark erniedrigt sein.

- **Symptome infolge Fehlfunktionen des Muskel-/Energiesystems:**
- Muskelschwäche: vorzeitige Ermüdung bereits bei niedrigen Belastungen.
- Krampfneigung: während und vor allem nach dem Training harte Muskulatur bis echte Krämpfe.
- Koordinationsstörungen im Muskelzusammenspiel (intermuskuläre Koordination): »eckige« Bewegungsabläufe und fehlerhafte Bewegungsausführung.
- Gewichtsabnahme: durch Wasserverluste und leere Energiespeicher.
- Veränderung von Laborparametern:
  - Elektrolytverschiebungen mit Kalium- und Magnesiumerniedrigung,
  - Veränderung im Säure-/Basenhaushalt mit pH-Abfall und Milchsäureanstieg bereits bei geringen Belastungen,
  - Anstieg der Muskelenzyme bereits unter Ruhebedingungen (CK-Nac über das 2- bis 3fache),
  - Konstante Harnstofferhöhung unter standardisierten Bedingungen über mehrere Tage,
  - Hormonelle Verschiebungen (s. o.).

- **Symptome infolge Fehlfunktion des Herz-/Lungen-Systems**
- Veränderungen im Ruhepulsverhalten: auffällig hoher Ruhepuls, aber auch ein sehr niedriger Ruhepuls, wobei letzterer nicht vom vagotonen Normalzustand eines guten Ausdauerleistungssportlers unterschieden werden kann.
- Vermehrte Neigung zu Kollapszuständen (orthostatische Dysregulation): beim plötzlichen Lagewechsel vom Liegen zum Stehen.
- Erhöhte Ruheatmung (Hyperventilation):
  - die Ruheatemfrequenz liegt deutlich über 14/min,
  - zeitweilig findet man auch eine sogenannte »Seufzer«-Atmung mit stark vertieftem Atemvorgang, der gelegentlich von Seufzern begleitet wird (depressive Reaktion!)

EKG-Interpretation und spiroergometrische Untersuchungen bieten keine Hilfestellung in der Diagnostik des Übertrainings.

> Die Erkennung des Übertrainings stützt sich nie nur auf eines der angegebenen Symptome, sondern stellt eine Art diagnostisches Puzzle dar, in das alle gefundenen Werte eingebracht werden sollten.

Zur Erleichterung der oft verwirrenden Symptomfülle unterscheidet man nach Israel zwei Erscheinungsformen des Übertrainings: basedowoides und addisonoides Übertraining (in Anlehnung an die Krankheitsbilder M. Basedow: Überfunktionserkrankung der Schilddrüse und M. Addison: Unterfunktionserkrankung der Nebenniere). Beim basedowoiden Übertraining, das auch sympathikoton benannt wird, überwiegen die »Erregungs«-Symptome, beim addisonoiden, auch als parasympathikoton bezeichnet, überwiegen die »Hemmungs«-Symptome. Im folgenden seien beide Formen zum besseren Verständnis einander gegenübergestellt:

Übertraining	
Basedowoides (sympathikoton)	**Addisonoides** (parasympathikoton)
– Überwiegen der »Erregungs«-Symptome – häufig jugendliche Sportler – auf kürzeren Ausdauerstrecken – leicht erkennbar – »dramatischer« Verlauf – kurzfristige Behandlung	– Überwiegen der »Hemmungs«-Symptome – häufig erfahrene, ältere Sportler – auf langen Ausdauerstrecken – schwer erkennbar – »schleichender« Verlauf – langfristige Behandlung

Die Behandlung des Übertrainings

Die Behandlung des Übertrainings muß immer individuell auf den einzelnen abgestimmt werden.

Die nachfolgende Übersicht soll lediglich eine Hilfestellung in der Vorgehensweise anbieten:

Unmittelbar nach der Diagnosestellung ist folgender Weg einzuschlagen:

Wettkampfpause

je nach Schweregrad 2–6 Wochen, manchmal auch länger

↓

Trainingsreduktion

in bezug auf Anzahl und Intensität der Reize, Erniedrigung der technischen Anforderungen. Keine völlige Trainingspause, Gefahr des akuten Entlastungssyndroms mit funktionellen Erkrankungen wie »Herzstechen« usw. Neuaufbau durch Änderung des Trainingsplanes

↓

ev. Arztbesuch/-beratung

zum Ausschluß zusätzlicher organischer Erkrankungen

↓

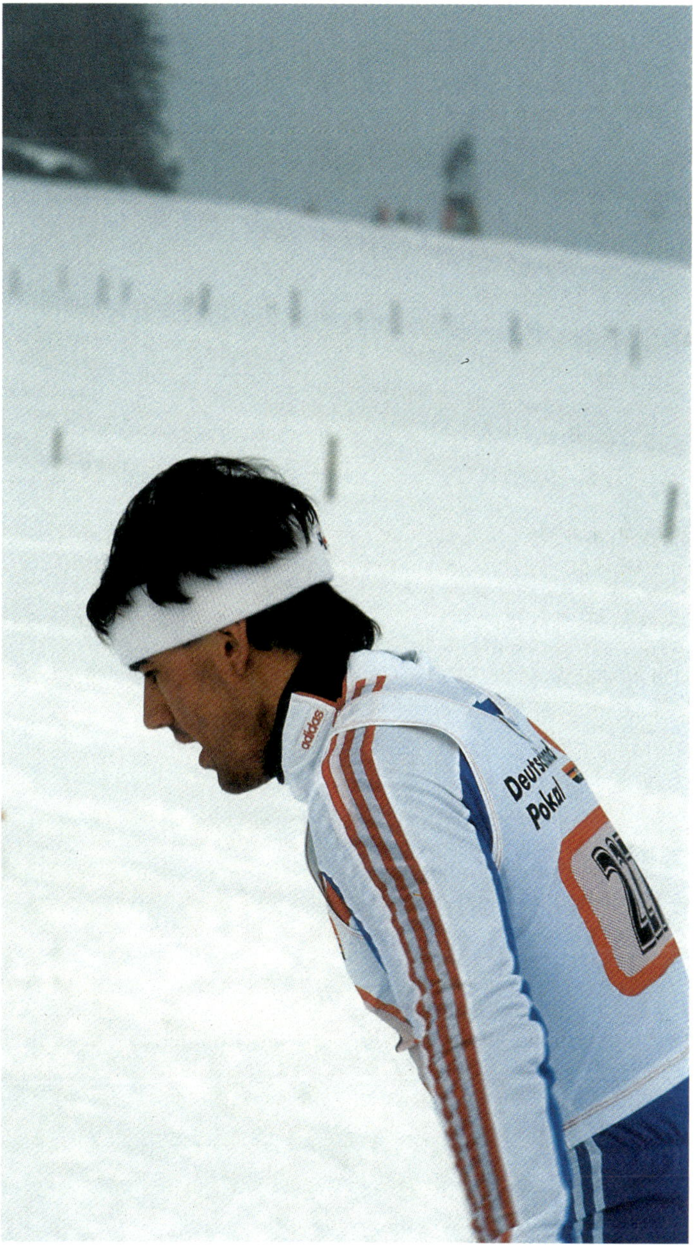

Das Erscheinungsbild des Übertrainings ist vielschichtig und komplex. Erschöpfung nach dem Wettkampf oder eine einmalig schlechte Wettkampfleistung sollten damit nicht verwechselt werden.

3

Aktive Erholung
Gymnastik, Spiele, Regenerationsläufe, Schwimmen, vollwertige Kost, Milieu-, Klimawechsel

↓

Physikalische Therapie

dämpfend, entspannend bei Übererregung, z. B. Sedativ-Bäder, leichte Massagen	anregend, aktivierend bei Hemmung, z. B. Reizgüsse, CO_2-Bäder, UV-Reize, durchgreifende Massagen

↓

Medizinische Therapie
Medikamentös, z. B. Elektrolytsubstitution
Psychotherapie, z. B. autogenes Training

Abschließend sei zum Komplex des Übertrainings noch eine persönliche Bemerkung erlaubt. Bei der heute erforderlichen Gesamttrainingsbelastung im Ausdauerleistungssport bewegt sich der Athlet auf einem sehr schmalen Grat zwischen Unter- und Übertraining, um einen Trainingsfortschritt zu erreichen. Die Gefahr des Abrutschens ins Übertraining ist sehr groß. Häufig sieht sich der Sportler dann neben seinem Leistungsknick einer vermehrten Kritik seitens seines Umfeldes, Trainer, Verein, Eltern usw. ausgesetzt. Der Leistungsdruck steigert sich, die Trainingsbelastung wird zur Beseitigung des vermeintlichen Trainingsdefizits sogar noch erhöht, und es kommt schließlich zur völligen Dekompensation. Neurotische Entwicklungen, wie somatisierte Depression, Anorexia nervosa (Magersucht) oder Bulimie (Freßsucht), finden sich dann nicht selten. Dies stellt an uns, die wir als Eltern, Trainer, Funktionäre und Ärzte die Athleten in physische und psychische Grenzbereiche begleiten, die Verpflichtung, in guten und schlechten Zeiten Verantwortung zu übernehmen. Es ist sehr leicht, sich im Umfeld eines guten Athleten sozusagen im »gemeinsamen« Erfolg zu sonnen, aber es ist äußerst schwer, auch Mißerfolge mittragen zu können, zumal sich hier auch zwischen Athlet und betreuender Person erhebliche Spannungsfelder aufbauen. Wenn dieses Buch das Verständnis für die aufgeführte Problematik weckt, ist schon viel erreicht. Es soll zwar primär sportmedizinisches Grundwissen vermitteln, aber auch die Basis für eigenständiges, vernunftbegründetes Handeln darstellen, wobei zunächst das sporttreibende Individuum und dann erst der Erfolg im Vordergrund stehen, ansonsten würde es seinen Sinn verfehlen.

Trainingsmethoden im Ausdauerbereich

Nach Kenntnis der Adaptationsmechanismen im organischen und energetischen Bereich und der Einführung in die Trainingsprinzipien folgt nun eine Darstellung der allgemeinen Trainingsmethodik im Ausdauerbereich, die dem einzelnen, sei es nun für den Bereich des Breitensports, Leistungssports oder Hochleistungssports, Grundkenntnisse über die **Möglichkeiten der Trainingsgestaltung** mit den **zugehörigen trainingswirksamen Effekten** aufzeigen soll. Sie soll gemeinsam mit den in Kapitel 4 beschriebenen Ausdauerformen die Basis für ein individuelles Training bilden. Denn es gilt wegzukommen vom plumpen »Abschreiben« und Übernehmen von »Kochrezepten« guter Leistungssportler oder Ausdauerpäpste, die für den einzelnen oft Über- oder Unterforderung bedeuten. Spaß macht nur ein auf die individuellen Möglichkeiten, wie Körperbau, Grundlagenausdauer, Beruf, Zeit, zugeschnittenes Trainingsprogramm. Ausdauersport ist nicht eine monotone Aneinanderreihung dynamischer Muskelaktionen, sondern wird auch mit dem Kopf betrieben!

Trainingsphysiologisch unterscheidet man vier Hauptgruppen von Trainingsmethoden:

1. Die Dauermethode
2. Die Intervallmethode
3. Die Wiederholungsmethode
4. Die Wettkampfmethode

Jede dieser Methoden spricht schwerpunktmäßig unterschiedliche physiologische Systeme an und zeigt damit unterschiedliche Trainingseffekte, die es im Aufbau eines individuellen Trainings zu berücksichtigen gilt (Trainingsziel).
Die alleinige Bevorzugung einer Trainingsmethode führt nicht nur in die Monotonie, sondern verhindert eine weitere Leistungssteigerung. Deshalb ist unter Beachtung von Alter, Trainingszeit, Leistungsstand und Trainingsziel in entsprechenden Zeitabständen eine Belastungsvariante nötig, um einen neuen biologischen Reiz zur Leistungsverbesserung zu setzen.

Als mögliche Belastungsvarianten bieten sich an:

- Erhöhung des Belastungsumfanges
- Erhöhung der Belastungsintensität
- Steigerung der koordinativen (technischen) Anforderungen
- Erhöhung der Wettkampfanforderungen

Bezogen auf den Gesamttrainingsumfang sollte im Ausdauerbereich die Umfangerhöhung immer der Intensitätserhöhung vorausgehen

(Pfeilrichtung!). Die Mißachtung dieser Regel stellt einen der häufigsten Fehler im Kinder- und Jugendtraining dar.

Die **Belastungssteigerung** läßt sich nun auf verschiedene Weise durchführen:

- **allmählich:** besonders im Nachwuchs- und Breitensportbereich, aber auch in der Vorbereitungsphase von Hochleistungssportlern
- **sprunghaft:** bei Leistungsstagnation im Verlauf eines kontinuierlichen Trainings, um die biologische Reaktion »wachzurütteln«; gute Ausdauergrundlage (kein Übertraining!) ist Voraussetzung. Gefahr der Überforderung bei zu hohem Belastungsreiz
- **variierend:** »Buntes« Belastungsprogramm mit einer Mischung aus verschiedenen Trainingsformen, z. B. zur Erhaltung eines Leistungsniveaus über einen längeren Zeitraum.

Die Dauermethode

Bei der Dauermethode handelt es sich um eine **umfangbetonte** lange, nicht von Pausen unterbrochene **Belastung**, die entweder mit kontinuierlicher oder an- und abschwellender Geschwindigkeit durchgeführt wird. Am Beispiel des Lauftrainings aufgezeigt, ergeben sich damit folgende Möglichkeiten:

- **Kontinuierliche Methode**

Eine gleichbleibende Laufgeschwindigkeit wird über einen längeren Zeitraum beibehalten. Guter Orientierungsmaßstab kann dabei die Herzfrequenz (Puls z. B. zwischen 150 und 170/min) oder die Rundenzeit auf der Bahn sein.

- **Wechselmethode**

Über eine längere Strecke wird die Geschwindigkeit planmäßig entweder nach Zeit- oder Streckenabschnitten leicht angehoben und wieder abgesenkt: z. B. bei einem 20-km-Lauf jeweils 2000 m mit Puls 140/min und jeweils 500 m mit Puls 170/min im Wechsel.

- **Fahrtspiel**

Die Geschwindigkeitsmodulierung wird hier nicht geplant vorgenommen, sondern der Läufer ändert sie nach Geländeformation (z. B. kurzes »Anziehen« an Steigungen) oder individuellen Bedürfnissen, d. h., er »spielt« mit der Geschwindigkeit.

Das Ziel der Dauermethode ist eine Verbesserung der aeroben Kapazität und damit der Grundlagenausdauer. Angesprochen werden dabei alle Organ- und Energiesysteme, die für die Herstellung von Energie unter Sauerstoffbedingungen zuständig sind. Niedrig dosiertes, stark umfangbetontes (extensives) Ausdauertraining, z. B. 2stündiger Dauerlauf, beansprucht dabei mehr den fettverbrennenden Energiehaushalt, während höher dosiertes (intensives) Ausdauertraining, z. B. 40minütiger Berglauf, mehr den aeroben Abbau der Zuckerspeicher (Glykogen) fordert. Eine Übersäuerung (Überschreiten der anaeroben Schwelle siehe Kapitel »Milchsäure-[Laktat-]Messung«) ist bei dieser Trainingsform unerwünscht.

Als meßbarer Summationseffekt resultiert bei der Dauermethode eine Erhöhung des maximalen Sauerstoffaufnahmevermögens bis zu 20%.

Der Ausbau der aeroben Kapazität begünstigt wesentlich auch die **Erholungsfähigkeit nach harten Belastungen**. Damit bildet die Dauermethode auch bei nicht rein ausdauerspezifischen Sportarten (Ballspiele, Eishockey, alpiner Skilauf usw.) einen wichtigen Trainingsfaktor in der Vorbereitungsphase! Aus eigenen Untersuchungen alpiner Skirennläufer, deren Wettkampfbelastung zwar nur maximal etwas über 2 min beträgt, aber deren tägliche Gesamttrainingsbelastung über mehrere Stunden, zeitweise unter den Sauerstoffmangelbedingungen der Höhe, liegt, geht eindeutig hervor, daß Athleten mit guter Grundlagenausdauer die Gesamtwettkampfbelastungen des Skiwinters erfolgreicher tolerieren.
Eine übermüdete Muskulatur mit Verschlechterung der feinkoordinativen Abstimmung erhöht nicht nur die Fehlerbreite, sondern auch das Verletzungsrisiko, so daß eine *gute aerobe Grundlage mit verbesserter Erholungsfähigkeit auch als Verletzungsprophylaxe bei nicht primär ausdauerbetonten Sportarten* dient.

Die Zeitdauer zur Verbesserung der Grundlagenausdauer mittels Dauermethode richtet sich verständlicherweise nach Sportart, Leistungsniveau, Alter und Trainingsziel.

Allgemein gilt:
• Auch im Jugendbereich sollte sie aber nicht unter 30 min liegen,
• im Breitensport empfiehlt sich für die extensive Dauermethode eine minimale Belastungszeit von 40 min, für die intensive eine von 20 min,
• während im Leistungs- und Hochleistungssport durchschnittliche Zeiten von 120 min (extensives Tr.) bzw. 50 min (intensives Tr.) üblich sind, wobei natürlich je nach sportartspezifischem Ziel variiert wird: so wird der 5000-m-Läufer die Gewichtung des aeroben Trainings mehr in Richtung intensiv (Glykogenabbau), der Marathonläufer mehr in Richtung extensiv (Depotfettabbau) auslegen.

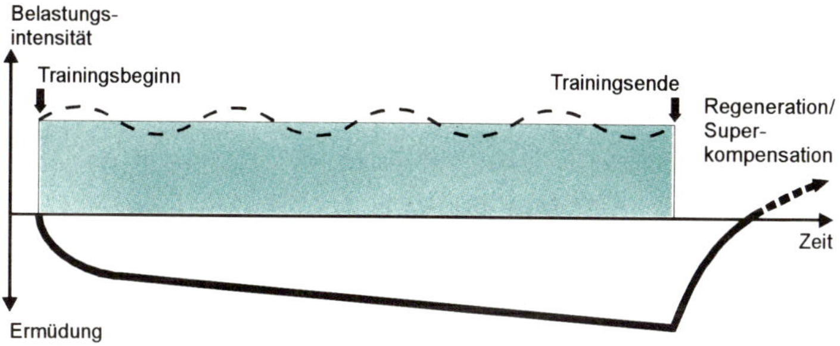

Abb. 27: Dauermethode

- Die **Intensität** variiert deshalb zwischen 50–85% der maximalen Leistungsfähigkeit.

Anwendungsbereich: Die Dauermethode stellt das **Basistraining** für jede Form von **Ausdauersport** dar. Insbesondere im Kinder- und Jugendbereich ist sie die Trainingsform der Wahl.

Zusammenfassende Übersicht der Dauermethode (s. Abb. 27):

Varianten:
- Kontinuierliche Methode
- Wechselmethode
- Fahrtspiel

} intensiv/extensiv

Belastungsintensität: niedrig/mittel (50–85%)
Belastungsumfang: sehr hoch
Belastungsdauer: sehr lang
Physiologischer Reiz auf:
- aerobes Energiesystem im Muskel
- Zucker- und Fettverbrennung
- Kapillarbett
- Sauerstofftransportkapazität des Blutes
- Herz-Kreislauf-System
- Atmung
- Vegetative und hormonelle Steuersysteme

Ziel: Verbesserung der Grundlagenausdauer
Anwendungsbereich:
- Basis-Ausdauertraining für alle Sportarten mit Ausdauerkomponente
- bevorzugtes Kinder- und Jugendausdauertraining

Die Intervallmethode

Das Prinzip des Intervallausdauertrainings ist ein **systematischer Wechsel zwischen Belastungs- und Erholungsphasen**, wobei aber das Pausenintervall eine nur **unvollständige Erholung** gewährleisten soll. Die beanspruchten Systeme sollen sich dabei nicht wieder auf die Ausgangsbedingungen einstellen können. Erwünscht ist bei dieser Trainingsform nur eine sogenannte **lohnende Pause**, die an Hand der Herzfrequenz (Puls) ermittelt wird: die neue Belastung muß einsetzen, wenn der Puls nach der vorausgegangenen auf Werte um 120–140/min abgefallen ist. Die lohnende Pause gestaltet sich um so kürzer, je besser der Trainingszustand und je kürzer die Tempostrecke ist. Bei Laufdisziplinen liegt sie im Durchschnitt auf 100-m-Intervallstrecken bei 30 sec und erhöht sich bei 1000 m bis etwa 5 min. Die Pausengestaltung erfolgt in der Regel durch starke Drosselung der motorischen Intensität: Traben oder Gehen beim Lauftraining, Senkung der Schlagfrequenzen und des Widerstandes beim Rudern, Erniedrigung der Trittfrequenz und des Widerstandes beim Radfahren usw.

Für den Trainingsanfänger und das Kinder- und Jugendtraining soll die Strecke der Trab- oder Gehpause die gleiche Länge wie die Tempostrecke haben.
Nach trainingsphysiologischen Gesichtspunkten unterscheidet man ein **extensives** und ein **intensives Intervalltraining**.
Die extensive Intervallmethode zeichnet sich durch einen großen Umfang und niedrige Intensität, die intensive Intervallmethode durch geringen Umfang und hohe Intensität aus.

Für die sportpraktische Anwendung hat sich die Unterteilung nach der Belastungsdauer der Einzelbelastungen bewährt:
- **Kurzzeitintervallmethode:** Dauer der Einzelbelastung zwischen 15 sec und 2 min
- **Mittelzeitintervallmethode:** Dauer der Einzelbelastungen zwischen 2 und 8 min
- **Langzeitintervallmethode:** Dauer der Einzelbelastungen zwischen 8 und 15 min

Grundsätzlich ist die Intensität um so höher, je kürzer die Belastungsdauer gewählt wird. Die Intervallmethode bietet infolge ihrer möglichen Variablen (Intensität, Dauer, Umfang, Pausengestaltung) zahlreiche Variationsmöglichkeiten:

Intensive Intervallmethode		Extensive Intervallmethode
Kurzzeitintervalle	Mittelzeitintervalle	Langzeitintervalle
Variationsmöglichkeiten mit Belastungsdauer, -intensität, Umfang und Pausengestaltung		

Ziele der Intervallmethode: Allen Intervallformen ist eine *Verbesserung der maximalen Sauerstoffaufnahmefähigkeit*, eine auffällige *Kräftigung* und *Vergrößerung des Herzens* (vermehrte Druckarbeit in der Belastungsphase, vermehrte Volumenarbeit in der lohnenden Pause) und eine *selektive Beanspruchung* der *zuckerabbauenden Energiebereitstellung* gemeinsam. Wobei bei der extensiven Methode mehr die aerobe, bei der intensiven mehr die anaerobe Kapazität erhöht wird. Effekte auf den Fettstoffwechsel und auf eine vermehrte Kapillarisierung bestehen praktisch nicht.
Sportspezifisch dient die Langzeitintervallmethode der Festigung der Grundlagenausdauer, während die Mittel- und vor allem die Kurzzeitintervallmethode mehr die Schnelligkeitsausdauer fördern.
Die Zeitdauer der Einzelbelastung steht damit in Abhängigkeit vom Trainingsziel. Die Pausendauer richtet sich nach dem individuellen Trainingsniveau und der Länge der Belastungsstrecke (s. vorher), wobei immer zu berücksichtigen ist, daß die Pause aktiv gestaltet wird, d.h., die dynamische Muskelbeanspruchung wird in stark reduzierter Anforderung weitergeführt, z.B. bei Laufdisziplinen »lockeres Traben«, um die Kreislaufaktivität für den nächsten Belastungsreiz hochzuhalten. In

ihrer zeitlichen Abfolge sind die Intervalltrainingsreize in reinen Wiederholungen (z. B. 12 Wiederholungen) oder auch in Serien (z. B. 3×4 Wiederholungen) mit sogenannten Serienpausen dazwischen durchzuführen. Die Zeit der Serienpausen liegt in etwa doppelt so hoch wie die der einfachen Pausen.

Intensives Intervalltraining ist dem leistungssportlichen Trainingsaufbau vorbehalten. Im Breitensportbereich führt es zwangsläufig zur Überforderung.

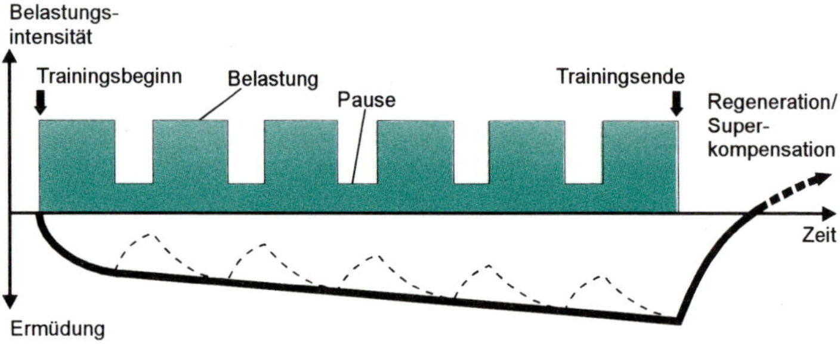

Abb. 28: Extensive Intervallmethode ohne Serienpausen

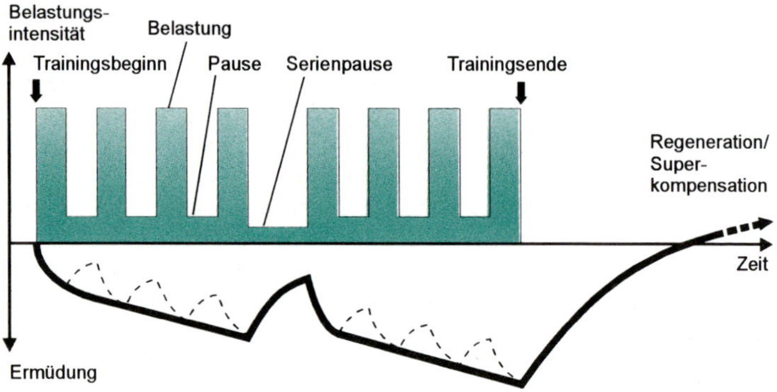

Abb. 29: Intensive Intervallmethode mit Serienpausen

Zusammenfassende Übersicht über die Intervallmethode (s. Abb. 28 und 29)

Varianten: Kurzzeitintervallmethode – Mittelzeitintervallmethode – Langzeitintervallmethode
Belastungsintensität: mittel/hoch/sehr hoch (70–95%)
Belastungsumfang:
extensiv: hoch (12–40 Wiederholungen)
intensiv: mittel (max. 12 Wiederholungen)

Belastungsdauer:
extensiv: mittel
intensiv: niedrig
Physiologischer Reiz auf:
aeroben (extensive Methode) } Zuckerstoffwechsel
anaeroben (intensive Methode) } Zuckerstoffwechsel
Herz-Kreislauf-System
Sauerstoffaufnahmevermögen
Ziel: Verbesserung der aeroben und anaeroben Kapazität und der Schnelligkeitsausdauer, Erhöhung des Standvermögens (Milchsäuretoleranz) und des Milchsäureabbauvermögens.
Anwendungsbereich: Leistungs- und Hochleistungssport, gute Grundlagenausdauer ist Voraussetzung. Im Kinder- und Jugendbereich nur bedingt unter Beachtung verlängerter Pausendauer zur Vermeidung einer Trainingsüberlastung einsetzbar.

3

Die Wiederholungsmethode

Charakteristisch für die Wiederholungsmethode ist das **mehrfache Wiederholen einer gewählten Streckenlänge (oder Zeit)** mit maximal möglicher Intensität nach jeweils **vollständiger Erholung**. Zur Schulung eines reibungslosen Ineinandergreifens der beanspruchten Energie-, Organ- und Steuersysteme wird erst jeweils nach Rückkehr in die Ausgangslage der nächste Trainingsreiz gesetzt. Damit wird bei jeder neuerlichen Belastung eine wettkampfspezifische Ökonomisierung aller leistungsbestimmenden Regulationsmechanismen erreicht. Durch die Wiederholungsmethode mit ihren maximalen Intensitäten können in besonderem Maß auch die Energiespeicher (Kreatinphosphat, Glykogen) entleert werden, insbesondere bei Einzelbelastungen bis 120 sec. Die Wiederholungsmethode stellt somit bei entsprechend kohlenhydratreicher Ernährung eine optimale Methode zur Superkompensation der entleerten Glykogenspeicher dar. Allerdings gilt dies nur für die bei diesen hohen Intensitäten beanspruchten FT-Fasern (= schnelle oder weiße Muskelfasern). Die Wiederholungsmethode ist daher auch eine bevorzugte Trainingsform für den Kurzzeitausdauerbereich bis 2 min.
Der mit dieser Methode mögliche völlige Verbrauch der Glykogenspeicher der FT-Fasern (z.B. durch 6 maximale Läufe um 60 sec) stellt aber auch eine Gefahr dar: zu häufig angesetzte Wiederholungsreize und/oder kohlenhydratarme Kost »entleeren« den Sportler und führen ins Übertraining.

Ziel der Wiederholungsmethode ist eine **Verbesserung der Schnelligkeitsausdauer,** eine **Vergrößerung der Energiereserven** und eine **Ökonomisierung der Stoffwechselabläufe.**

Die Dauer der Einzelbelastung richtet sich nach dem Trainingsziel, bewegt sich aber vorwiegend im Kurz- und Mittelzeitausdauerbereich (bis

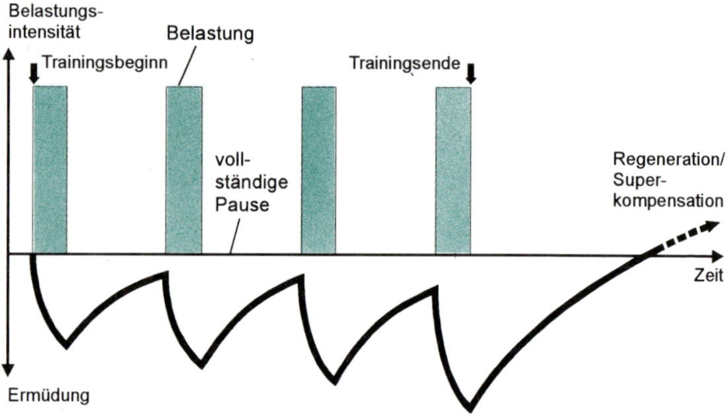

Abb. 30: Wiederholungsmethode

10 min). Die Pausendauer bis zur völligen Erholung (Pulsabfall unter 80/min »subjektiv« erholt) kann je nach Dauer der Einzelbelastung zwischen 4 und 30 min liegen. Der Begriff der völligen Erholung wird hier nicht korrekt im Sinne einer vollständigen Regeneration gebraucht, sondern im Sinne einer Erholung des Kardiopulmonalen Systems (Atmung/Puls). Tatsächlich summieren sich auch bei Wiederholungsläufen die Effekte einer unvollständigen muskulären Regeneration. Die Pausen sollten deshalb mit Dehn- und Lockerungsübungen gefüllt werden.

Zusammenfassende Übersicht über die Wiederholungsmethode (s. Abb. 30)

Belastungsintensität: submaximal – maximal (95–100%)
Belastungsumfang: gering (2–6 Läufe)
Belastungsdauer: niedrig
Physiologischer Reiz auf:
anaeroben (aeroben) Metabolismus der FT-Fasern (Kreatinphosphat/Glykogen)
Steuersysteme der Stoffwechselabläufe
Ziel:
Ökonomisierung des Bewegungsablaufes
Verbesserung der Schnelligkeitsdauer
Verbesserung des Spurtvermögens
Vergrößerung der Energiereserven (FT-Fasern)
Ökonomisierung der Stoffwechselabläufe
Anwendungsbereich:
Kurz- und Mittelzeitausdauerbereich (bis 10 min) vorwiegend im Leistungs- und Hochleistungssport:
Vorbereitung für Staffel- und Sprintwettbewerbe bei primär langzeitausdauerorientierten Sportarten (z. B. Skilanglauf)

Die Wettkampfmethode

Diese auch Kontrollmethode benannte Trainingsart stellt die **spezifischste Trainingsform** dar. Sie ist auf eine bestimmte Wettkampfstrecke abgestimmt, das heißt, es werden alle für diese Strecke erforderlichen Systeme angesprochen und geschult. Sie findet ausschließlich im Leistungs- und Hochleistungssport Anwendung und dient der direkten Wettkampfvorbereitung bereits auf höherem Niveau stehender Athleten.

Es gibt verschiedene Möglichkeiten der Trainingsdurchführung:

1. Bewältigung der definierten Strecke mit Wettkampfgeschwindigkeit (Originaldistanz)
2. Bewältigung einer etwas verkürzten Strecke mit erhöhter Geschwindigkeit (Unterdistanz)
3. Bewältigung einer etwas verlängerten Strecke mit langsamerer Geschwindigkeit (Überdistanz)
4. Bewältigung von Teilstrecken mit Wettkampf- oder höchstmöglicher Geschwindigkeit (»gebrochene Strecke«)

Die **Trainingsintensität** liegt bei 100%. Für die Wettkampfmethode können auch »echte« Wettkämpfe zum Leistungsvergleich oder im Sinne von Aufbauwettkämpfen herangezogen werden. Wichtiger Teilaspekt sind die über die übliche Trainingsbelastung hinausgehenden erschwerten Rahmenbedingungen im Wettkampf, die den Vorteil vermehrter Wettkampferfahrung bieten: z. B. Erhöhung von konzentrativen Fähigkeiten (Zuschauer), taktische Überlegungen (Gegner) und Steigerungsfähigkeit (»Wettkampftyp«). Zu häufige Teilnahme an Wettkämpfen birgt allerdings beim jungen Athleten die Gefahr der Überforderung, beim Erfahrenen einen starken Gewöhnungseffekt mit mangelnder stimulativer Wirkung.

Die bei der Wettkampfmethode erzielten Zeiten dienen gleichzeitig der **Trainingsüberprüfung** und als Hinweis für die zukünftige **Trainingssteuerung**.

Auf die verschiedenen Arten der Ausdauer und ihre Beanspruchungsformen wird im Kapitel 4 eingegangen, so daß sich hier eine zusammenfassende Darstellung erübrigt.

Die pädagogisch-psychologischen Aspekte des Ausdauertrainings

Neben den bisher besprochenen körperlichen (physischen) Effekten findet man aber auch seelische (psychologische) Reaktionen durch die hohe psychophysische Belastung des Ausdauertrainings. Auffällig dabei ist, daß die unterschiedlichen Ausdauertrainingsmethoden auch unterschiedliche psychische Verhaltensmuster anlernen: So scheinen kontinuierliche Ausdauerbelastungen Beharrlichkeit und Durchhaltevermögen (»Willensspannkraft« nach Harre), Belastungen von Intervall- oder Wiederholungscharakter mehr Steigerungsfähigkeit und Umschaltvermögen (»Willensstoßkraft« nach Harre) herauszubilden. Da es sich hier um durchaus positive Charaktereigenschaften handelt, ist der pädagogische Wert des Ausdauertrainings gerade im Jugendbereich weit über seine eigentlich sportlichen Ziele hinaus nicht von der Hand zu weisen. Einschränkend muß man allerdings einräumen, daß gerade Ausdauerdisziplinen von Jugendlichen gewählt werden, die bereits eine bestimmte psychische Grundstruktur aufweisen. Nach persönlichen Erfahrungen an unserer Untersuchungsstelle handelt es sich zumeist um eher stille, zurückhaltende, aber bestimmt auftretende Kinder und Jugendliche mit einem im Ausdauerbereich häufigen asthenischen Habitus.

Die Leistungsdiagnostik

Vor jeder trainingssteuernden Maßnahme sollte die Feststellung des Ist-Zustandes – also die Leistungsdiagnostik – stehen.
Die objektive Feststellung des Leistungsstandes innerhalb eines Trainingsprozesses hat eine wesentliche Funktion für die weitere Trainingsgestaltung, die Beurteilung durch den Trainer und die Selbsteinschätzung des Sportlers. Zudem können bei Wiederholungsuntersuchungen Trainingseffekte nachgewiesen werden.

Die unter Wettkampfbedingungen gestoppten Zeiten geben nur vermeintlich objektive Kriterien über die Ausdauergüte eines Athleten wieder. Sie sind sozusagen nur eine Bruttobeurteilung der sportlichen Gesamtleistung, bei der die einzelnen Komponenten wie Grundlagenausdauer, Kraftausdauer, Schnelligkeitsausdauer, Standvermögen, Technik, biomechanische Eigenschaften und psychische Verhaltensweisen für sich allein nicht bewertet werden können (s. unten).

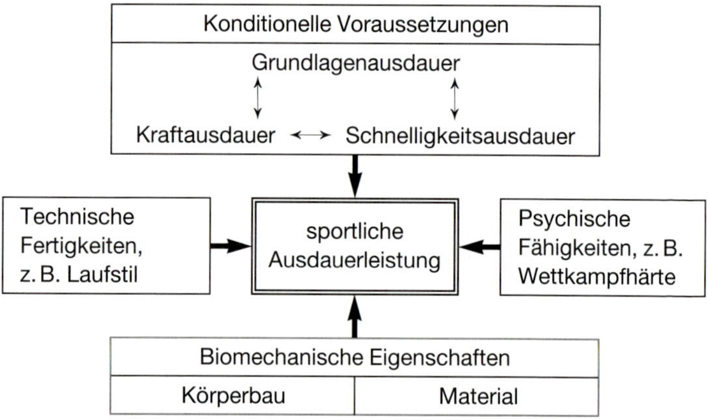

Im Bewußtsein dieses Dilemmas entwickelte man sogenannte sportmedizinische Tests (z. B. Cooper-Test), optische Kontrollverfahren (Video), biomechanisch-technische Untersuchungsmethoden und psychologische Testmöglichkeiten, die, mehr oder weniger ausgereift, den Zugang zu den Einzelkomponenten sportlichen Leistungsvermögens schaffen sollen. Da ihre Besprechung den Rahmen dieses Buches sprengen würde, sei hier nur darauf hingewiesen.
Die im folgenden dargestellten sportmedizinisch-leistungsdiagnostischen Untersuchungen orientieren sich sämtlich an Messungen von körperlichen Reaktionsformen unter standardisierten Belastungsbedingungen wie Pulsverhalten, Sauerstoffverbrauch, Ermüdungsstoffe und Hormonspiegel, wobei letztere Bestimmungsmethode nur speziellen Fragestellungen vorbehalten ist.

3

An die leistungsdiagnostische Testdurchführung sind folgende Forderungen zu stellen:

- **Sportartspezifische Belastungsform und Gerät**, z. B. Fahrradergometer für Rennradfahrer, Rudererergometer für Ruderer, Laufband- oder Bahntest für Läufer usw. Wenn dies für bestimmte Sportdisziplinen nicht möglich ist, so sollte eine Belastungsform gewählt werden, die zumindest annähernd die gleiche Muskulatur belastet oder deren Trainingsformen berücksichtigt: z. B. Laufbandtest für Skilangläufer zum Trainings-Saisonbeginn und am Ende der aeroben Vorbereitungsphase. Skirollertest am Ende der spezifischen Vorbereitungsphase usw.

- **Standardisierte Rahmenbedingungen**
  - gleichwertiges Belastungsgerät
  - reproduzierbare Belastungsstufen in Watt oder Geschwindigkeitsangaben
  - annähernd identische Umgebungsbedingungen, bezogen auf Witterung, Temperatur usw.
  - ausgeruhter körperlicher Zustand: z. B. keine intensiven Trainingseinheiten innerhalb der letzten 2 Tage vor dem Test

Grundsätzlich unterscheidet man **Labortests** und **Feldtests**.
Der **Labortest** (Durchführung unter Laborbedingungen) erlaubt wiederholte Testkontrollen unter immer gleichen Bedingungen, wobei Standardisierungsprobleme entfallen. Er ist hervorragend geeignet, mit entsprechender Gerätschaft aerobe und anaerobe Grundeigenschaften zu erkennen und Schwachpunkte im Hinblick auf die weitere Trainingssteuerung aufzudecken. Eine rein sportartspezifische Belastungsform ist aber häufig nicht möglich, so daß Leistungsprognosen mit Angaben der Endzeiten usw. nur bedingt möglich sind (z. B. im Marathonbereich).
Der **Feldtest** (Durchführung an der Sportstätte) erlaubt eine sportartspezifische Belastungsform, umfaßt also konditionelle und technische Fähigkeiten, krankt aber in seiner Vergleichbarkeit an den

schlecht standardisierbaren Umgebungsbedingungen und an nicht identischer Gerätschaft: So ist z. B. ein im August bei über 30° C Hitze und mit neuem Roller durchgeführter Skirollertest nicht mit einer erneuten Testkontrolle im November bei naßkalter Witterung mit inzwischen infolge schlampiger Wartung wesentlich schlechterem Gerät vergleichbar. Nur unter Beachtung gleicher Rahmenbedingungen läßt er bis zu einem bestimmten Maß auch Leistungsprognosen zu.
Zusammengefaßt geht es nicht um die Frage Labor- **oder** Feldtest, sondern jede Testform hat entsprechend der Fragestellung ihre Berechtigung: also Labor- **und** Feldtest.

Im Ausdauersport konzentrieren sich nahezu alle leistungsdiagnostischen Testmethoden auf die Feststellung des **aeroben Ausdauerleistungsvermögens**. An Meßmethoden mit zunehmender Wertigkeit bieten sich an:
- Pulsmessung
- Bestimmung des Sauerstoffaufnahmevermögens
- Milchsäure-(Laktat-)Messung

Die Pulsmessung

Feststellung des Nachbelastungspulses: Die Abfallgeschwindigkeit der Herzaktionen (Puls) stellt ein indirektes Kriterium für die Erholungsfähigkeit nach Ausdauerbelastungen dar: je schneller der Puls **nach längerer Ausdauerbelastung** (z. B. 20–30 min im Pulsbereich von 180 minus Lebensalter) auf Werte unter **100/min** abfällt, um so höher ist das Grundlagenausdauerniveau. Normwert für eine sehr gute Erholungsfähigkeit ist die **3-Minuten-Grenze**. Eine Zeitdauer bis 5 min ist also befriedigend, über 5 min als ungenügend zu bezeichnen.
Für die Beurteilung des Pulsabfalles **nach Maximalbelastungen** (Erreichen maximaler Herzfrequenzen = Puls 220 minus Lebensalter) eignet sich die von Böhmer und Mitarbeitern entwickelte Bewertungsskala **5 min nach Belastungsende** (s. Tabelle) bedingt.

Pulsfrequenz 5 Minuten nach Belastungsende	
Über 130/min	schlecht
130–120/min	ausreichend
120–115/min	befriedigend
115–105/min	gut
105–100/min	sehr gut
unter 100/min	Hochleistungstrainingszustand

Tab. 2: Richtzahlen für die Qualität des Nachbelastungspulses nach Maximalbelastungen (nach Böhmer)

Test-Beurteilung:
Einfaches Verfahren, das ohne Aufwand zu jeder Zeit anwendbar ist, das aber die Gefahr von emotionaler Pulsbeeinflussung und Meßfeh-

lern birgt. Es stellt somit eine sofort mögliche, allerdings nur grobe Anhaltsmethode dar. Prinzipiell sind die Messungen des Nachbelastungspulses auf alle Ausdauersportdisziplinen anwendbar. Allerdings ist zu beachten, daß insbesondere im anaeroben Bereich *keine* feste Beziehung zwischen Herzfrequenz und Übersäuerungsgrad der Muskulatur besteht. So beträgt z. B. die Halbwertszeit der Laktatausscheidung 15 min, ist also deutlich langsamer als der Herzfrequenzabfall.

PWC 170 (Physical Work Capacity): Arbeitskapazität bei Puls 170/min: Es handelt sich um ein fahrradergometrisches Verfahren mit stufenweiser Belastung zur Festlegung der Wattleistung bei Puls 170/min: je höher die Wattzahl in diesem Pulsbereich, um so höher ist die aerobe Leistungsfähigkeit.
Ausführung: Beginn bei 50 Watt, Steigerung alle 2 min um 25 Watt. Die ermittelte Wattzahl wird durch das Körpergewicht (kg) geteilt. Die Normwerte liegen bei 2,0 (Frauen) und 2,5 (Männer). Werte, die **über** oder **unter** einer mittleren Streubreite von 0,4 liegen, werden als erhöhte oder als verminderte Ausdauerfähigkeit bezeichnet.

3

Test-Beurteilung:
Submaximaltest, keine Ausbelastung erforderlich, daher sehr schnell und risikolos durchführbar, allerdings ist auch hier eine emotionale Pulsbeeinflussung möglich. Da die Pulsfrequenz mit zunehmendem Alter für alle Belastungsstufen abfällt, sind für die verschiedenen Altersstufen Umrechnungsfaktoren einzusetzen. Geringe Sportartspezifität für viele Ausdauersportarten. Grobeinschätzung für Gesundheitssport und Breitensport unter Laborbedingungen. Für den älteren Menschen ist auch die Leistungseinschätzung bei Puls 150 (PWC 150) oder 130/min (PWC 130) möglich, da häufig eine Herzfrequenz um 170/min hier nicht mehr erreicht wird. Die Normwerte liegen hier um 0,5 bzw. 1,0 niedriger als bei PWC 170.

Ausbelastungstest in der Fahrradergometrie:
Ähnlich wie bei der PWC-170-Methode wird ein stufenweiser Fahrradergometertest (2 min Belastungsdauer, Wattstufen von jeweils 25 Watt, Beginn bei 50–100 Watt), allerdings bis zur Ausbelastung, durchgeführt. Als Ausbelastungskriterium wird das Erreichen einer **maximalen Herzfrequenz** (200–220 weniger Lebensalter) bei subjektivem Erschöpfungszustand herangezogen. Die dabei erreichte Wattzahl dient, bezogen auf das Körpergewicht, als Bewertungsmaßstab für die maximale Ausdauerleistungsfähigkeit (s. Bewertungsmaßstab).

Test-Beurteilung:
Maximaltest, hohe Motivation erforderlich. Grobbeurteilung unter Laborbedingungen für die Ausdauerleistungsfähigkeit im Breitensportbereich. Sonst wie PWC-170.
Achtung: Maximaltests sollten nur bei völlig Gesunden durchgeführt werden. Im Zweifelsfall ist eine ärztliche Untersuchung angezeigt.

3	Watt/kg =	Normalpersonen **m** (20–30 Jahre)
2,5	Watt/kg =	Normalpersonen **w** (20–30 Jahre)
4	Watt/kg =	Gut trainierte Breitensportler, Leistungssportler (ohne Ausdauersportler)
5	Watt/kg =	Ausdauertrainierte Leistungssportler
6	Watt/kg =	Hoch ausdauertrainierte Spitzensportler (Ruderer/Radrennfahrer)

Tab. 3: Bewertungsmaßstab für die maximale Ausdauerleistungsfähigkeit in Watt pro kg Körpergewicht

Grundsätzlich ist bei allen Tests neben einer **Querschnittsdarstellung** (z. B. Vergleich mit Altersgruppe) auch ein **Längsschnitt** (Verbesserung der Testperson im Trainingsgang) möglich.

Die Bestimmung des Sauerstoffaufnahmevermögens

Die **maximale Sauerstoffaufnahme** (s. a. Kapitel 2) gilt nach Hollmann als das Bruttokriterium der sauerstoffverbrennenden (aeroben) Energiesysteme und ihrer Dienstleistungsträger: Herz-/Lungen-/Kreislauf- und Blutsystem. Sie ist im weiteren abhängig von der Masse der eingesetzten Muskulatur (> ⅙–⅐ der Gesamtmuskulatur) und damit von der Art der Ergometeruntersuchung. Z. B. ergibt die Untersuchung auf dem Laufband um ca. 5–10% höhere Werte als die am Fahrradergometer (Einsatz einer größeren Muskelmasse). Auch die Sportartspezifität hat einen Einfluß auf die Höhe der maximalen Sauerstoffaufnahme: je sportartspezifischer das Belastungsgerät, um so höher fällt sie aus.

Absolute maximale Sauerstoffaufnahme:
In Sportarten, bei denen der Athlet sein Körpergewicht nicht zu tragen braucht, wie z. B. beim Rudern, empfiehlt es sich, die maximale Sauerstoffaufnahme in Litern pro Minute (l/min) anzugeben.

Relative maximale Sauerstoffaufnahme:
Sportarten mit gewichtsbezogenem Energieumsatz, wie Laufen, erfordern die Angabe bezogen auf das Körpergewicht in Millilitern pro Minute und Kilogramm Körpergewicht (ml/min × kg). Denn der leichtere Läufer hat bei gleicher absoluter maximaler Sauerstoffaufnahme die bessere Ausgangssituation. Die Normwerte für nicht ausdauertrainierte Personen zwischen 20 und 30 Jahren liegen bei:

Männer:	3,3 ± 0,2 l/min oder	40–45 ml/min × kg
Frauen:	2,2 ± 0,2 l/min oder	35–40 ml/min × kg

Zu beachten ist, daß die Werte im Alter wieder langsam abnehmen.

Zum Vergleich die durchschnittlichen relativen maximalen Sauerstoffaufnahmen von verschiedenen Leistungsklassen in Laufdisziplinen:

Ausdauertrainierte Breitensportler (♂)	60 ml/min × kg
Regional erfolgreiche Mittel- und Langstreckenläufer (♂)	70 ml/min × kg
Hochtrainierte Mittel- und Langstreckenläufer (♂)	80 ml/min × kg

Je höher das maximale Sauerstoffaufnahmevermögen ist, um so größer ist die aerobe Gesamtkapazität eines Athleten. (s. Abb. 31)

3

Meßmethoden der maximalen Sauerstoffaufnahme

Grundsätzlich unterscheidet man eine **indirekte** Bestimmung an Hand von Tabellen und Nomogrammen und die **direkte** Messung mittels spiroergometrischer Systeme.

- **Die indirekte Bestimmung:** Stellvertretend für die Vielzahl teilweise komplizierter Rechenmöglichkeiten seien zwei praktikable Methoden angegeben:

a) Bestimmung der relativen maximalen Sauerstoffaufnahme im **12-min-Lauf nach Cooper**:

Es gilt auf einem abgesteckten Parcours eine möglichst große Wegstrecke in 12 min zurückzulegen. An Hand der zurückgelegten Streckenlänge läßt sich mit der folgenden Tabelle die relative maximale Sauerstoffaufnahme ablesen:

Meter in 12 Minuten	Sauerstoff-aufnahme (ml/min/kg)	Meter in 12 Minuten	Sauerstoff-aufnahme (ml/min/kg)
1500	28,2	2700	48,6
1600	29,9	2800	50,4
1700	31,6	2900	52,1
1800	33,8	3000	53,8
1900	35,0	3100	55,5
2000	36,7	3200	57,2
2100	38,4	3300	58,9
2200	40,1	3400	60,6
2300	41,7	3500	62,3
2400	43,4	3600	64,0
2500	45,1	3700	65,7
2600	46,9	3800	67,4

Tab. 4: Zusammenhang zwischen der Laufleistung beim 12-Minuten-Lauf und der entsprechenden relativen Sauerstoffaufnahme. Liegt eine vollständige Ausbelastung vor, so entsprechen diese Werte auch der maximalen relativen Sauerstoffaufnahme.

b) Bestimmung der absoluten maximalen Sauerstoffaufnahme bei submaximaler Fahrradergometer-Belastung aus der Belastungshöhe (Watt) und der zugehörigen Herzfrequenz nach Astrand:

Männer										
Hf	**Belastungsstufe**					**Hf**	**Belastungsstufe**			
	50 W	**100 W**	**150 W**	**200 W**	**250 W**		**100 W**	**150 W**	**200 W**	**250**
120	2,2	3,5	4,8			148	2,4	3,2	4,3	5,[illegible]
121	2,2	3,4	4,7			149	2,3	3,2	4,3	5,[illegible]
122	2,2	3,4	4,6			150	2,3	3,2	4,2	5,[illegible]
123	2,1	3,4	4,6			151	2,3	3,1	4,2	5,[illegible]
124	2,1	3,3	4,5	6,0		152	2,3	3,1	4,1	5,[illegible]
125	2,0	3,2	4,4	5,9		153	2,2	3,0	4,1	5,[illegible]
126	2,0	3,2	4,4	5,8		154	2,2	3,0	4,0	5,[illegible]
127	2,0	3,1	4,3	5,7		155	2,2	3,0	4,0	5,[illegible]
128	2,0	3,1	4,2	5,6		156	2,2	2,9	4,0	5,[illegible]
129	1,9	3,0	4,2	5,6		157	2,1	2,9	3,9	4,[illegible]
130	1,9	3,0	4,1	5,5		158	2,1	2,9	3,9	4,[illegible]
131	1,9	2,9	4,0	5,4		159	2,1	2,8	3,8	4,[illegible]
132	1,8	2,9	4,0	5,3		160	2,1	2,8	3,8	4,[illegible]
133	1,8	2,8	3,9	5,3		161	2,0	2,8	3,7	4,[illegible]
134	1,8	2,8	3,9	5,2		162	2,0	2,8	3,7	4,[illegible]
135	1,7	2,8	3,8	5,1		163	2,0	2,8	3,7	4,[illegible]
136	1,7	2,7	3,8	5,0		164	2,0	2,7	3,6	4,[illegible]
137	1,7	2,7	3,7	5,0		165	2,0	2,7	3,6	4,[illegible]
138	1,6	2,7	3,7	4,9		166	1,9	2,7	3,6	4,[illegible]
139	1,6	2,6	3,6	4,8		167	1,9	2,6	3,5	4,[illegible]
140	1,6	2,6	3,6	4,8	6,0	168	1,9	2,6	3,5	4,[illegible]
141		2,6	3,5	4,7	5,9	169	1,9	2,6	3,5	4,[illegible]
142		2,5	3,5	4,6	5,8	170	1,8	2,6	3,4	4,[illegible]
143		2,5	3,4	4,6	5,7					
144		2,5	3,4	4,5	5,7					
145		2,4	3,4	4,5	5,6					
146		2,4	3,3	4,4	5,6					
147		2,4	3,3	4,4	5,5					

Tab. 5: Bestimmung der maximalen Sauerstoffaufnahme bei Fahrradergometerarbeit aus der Herzfrequenz und der Belastungshöhe (in Watt) für 20- bis 30jährige (nach Astrand, 1977).

Da diese Methode für 20- bis 30jährige entwickelt wurde, empfiehlt sich eine altersbedingte Korrektur der maximalen Sauerstoffaufnahme durch Multiplikation mit altersabhängigen Faktoren (rechts):

Frauen										
Belastungsstufe					Hf	Belastungsstufe				
50 W	75 W	100 W	125 W	150 W		50 W	75 W	100 W	125 W	150 W
2,6	3,4	4,1	4,8		148	1,6	2,1	2,6	3,1	3,6
2,5	3,3	4,0	4,8		149		2,1	2,6	3,0	3,5
2,5	3,2	3,9	4,7		150		2,0	2,5	3,0	3,5
2,4	3,1	3,9	4,6		151		2,0	2,5	3,0	3,4
2,4	3,1	3,8	4,5		152		2,0	2,5	2,9	3,4
2,3	3,0	3,7	4,4		153		2,0	2,4	2,9	3,3
2,3	3,0	3,6	4,3		154		2,0	2,4	2,8	3,3
2,2	2,9	3,5	4,2		155		1,9	2,4	2,8	3,2
2,2	2,8	3,5	4,2	4,8	156		1,9	2,3	2,8	3,2
2,2	2,8	3,4	4,2	4,8	157		1,9	2,3	2,7	3,2
2,1	2,7	3,4	4,0	4,7	158		1,8	2,3	2,7	3,1
2,1	2,7	3,4	4,0	4,6	159		1,8	2,2	2,7	3,1
2,0	2,7	3,3	3,9	4,5	160		1,8	2,2	2,6	3,0
2,0	2,6	3,2	3,8	4,4	161		1,8	2,2	2,6	3,0
2,0	2,6	3,2	3,8	4,4	162		1,8	2,2	2,6	3,0
2,0	2,6	3,1	3,7	4,3	163		1,7	2,2	2,6	2,9
1,9	2,5	3,1	3,6	4,2	164		1,7	2,1	2,5	2,9
1,9	2,5	3,0	3,6	4,2	165		1,7	2,1	2,5	2,9
1,8	2,4	3,0	3,5	4,1	166		1,7	2,1	2,5	2,8
1,8	2,4	2,9	3,5	4,0	167		1,6	2,1	2,4	2,8
1,8	2,4	2,8	3,4	4,0	168		1,6	2,0	2,4	2,8
1,8	2,3	2,8	3,4	3,9	169		1,6	2,0	2,4	2,8
1,7	2,3	2,8	3,3	3,9	170		1,6	2,0	2,4	2,7
1,7	2,2	2,7	3,3	3,8						
1,7	2,2	2,7	3,2	3,8						
1,6	2,2	2,7	3,2	3,7						
1,6	2,2	2,6	3,2	3,7						
1,6	2,1	2,6	3,1	3,6						

Alter (Jahre)	15	25	35	40	45	50	55	60	65
Faktor	1,10	1,00	0,87	0,83	0,78	0,75	0,71	0,68	0,65

Tab. 6: Altersbedingte Korrektur der maximalen Sauerstoffaufnahme

Die Gegenüberstellung verschiedenster Sportarten, aufgeteilt nach männlichem (♂) und weiblichem Geschlecht (♀), ergibt für den Spitzensport folgendes Bild.

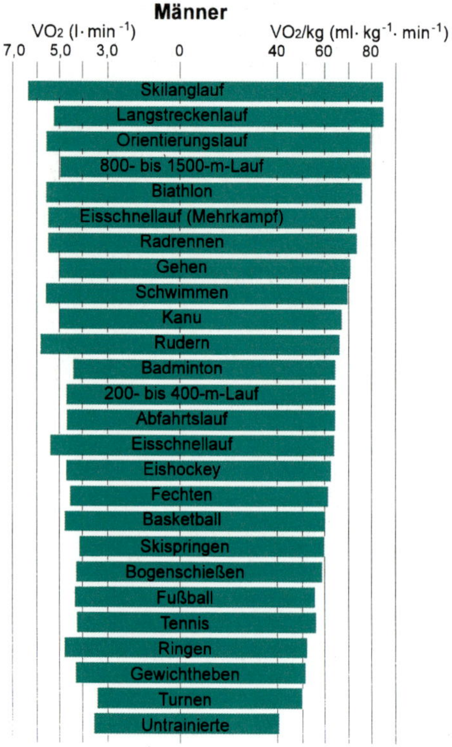

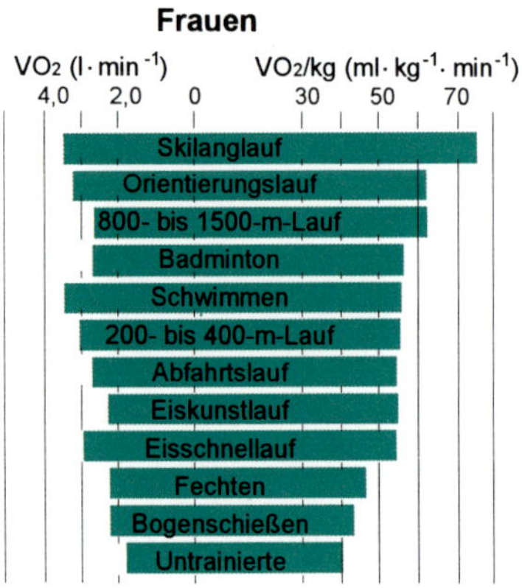

Bewertung der indirekten Meßmethoden:
Sämtliche indirekte Methoden sind der im folgenden aufgeführten direkten Messung unterlegen. Wenn man sie als orientierende Information für das aerobe Leistungsvermögen betrachtet, können sie aber im gehobenen Breitensportbereich Anwendung finden. Die Bewertungsqualität sollte sich immer an Alter, Geschlecht, Sportart, Trainingsvolumen und an Vergleichsgruppen orientieren, nicht an Benotungen.

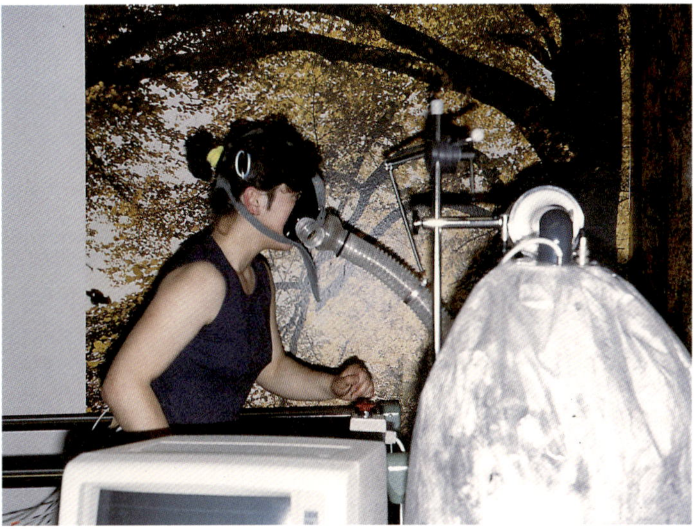

Spiroergometrie – direkte Messung der Sauerstoffaufnahmefähigkeit u.a. auf dem Laufband

3

◁ **Abb. 31: Auf der linken Seite jeweils die mittlere maximale Sauerstoffaufnahme (VO_2), auf der rechten Seite die mittlere maximale Sauerstoffaufnahme pro kg Körpergewicht (VO_2/kg) von Mitgliedern schwedischer Nationalmannschaften (aus Astrand und Rodahl, 1977); ♂ Männer, ♀ Frauen.**

• **Die direkte Messung:** Die direkte Messung der Sauerstoffaufnahme ist in der Regel an eine aufwendige computerisierte Spiroergometrieanlage gebunden, wie sie z. B. an sportmedizinischen Instituten vorhanden ist. An Belastungsgeräten werden meist Fahrradergometer, Laufband oder Ruderergometer eingesetzt. Ansteigend über standardisierte Belastungsstufen bis zur Ausbelastung erfolgt eine kontinuierliche Messung des Sauerstoffverbrauches aus der Differenz zwischen Sauerstoffkonzentration der Ein- und Ausatemluft und weiterer ventilatorischer Größen wie Atemvolumen und Atemfrequenz. Neben der gleichzeitigen Bestimmung der Kohlendioxidkonzentration (CO_2 = Abfallprodukt des aeroben Stoffwechsels) sind zahlreiche Parameter bestimmbar, die objektive Hinweise über die Beanspruchungsintensität des aeroben und anaeroben Stoffwechsels in Korrelation mit der jeweiligen Belastungshöhe liefern:
aerober Bereich → aerob/anaerober Übergang → anaerober Bereich → Ausbelastung
Die Abnahme erfolgt mittels eines ventilgesteuerten Maskensystems, das Mund und Nase des Probanden bedeckt und über einen äußerst leichten Folienschlauch mit dem Meßgerät verbunden ist, so daß keine Bewegungsbehinderung besteht.

Bewertung der direkten Meßmethode:
Die direkte Messung ergibt bei einwandfreier Durchführung (dichtes Maskensystem, Ausbelastung) das genaueste Ergebnis der individuellen maximalen Sauerstoffaufnahme. Einen gewissen Nachteil stellen die Belästigung des Probanden durch die Maske und der erhöhte Atemwiderstand durch das Schlauchsystem in der Ausbelastungsphase dar. Als »Maskenstreß« bezeichnet, können sie Auswirkungen in Form einer leichten Herz- und Atemfrequenzerhöhung auf den niedrigen Belastungsstufen und in einer gering verminderten Endleistung haben, stellen aber keine Problematik in der Beurteilung dar. Ebensowenig »leidet« der motivierte Athlet unter dem »Maskenstreß«.

Ist die Messung des maximalen Sauerstoffaufnahmevermögens eigentlich notwendig? Unabhängig von der unbezweifelten Notwendigkeit in der Abklärung und Differenzierung von Herz-/Lungen-Erkrankungen ist diese Frage für den Leistungs- und Hochleistungssport und in der Beurteilung der Ausdauerleistungssporttauglichkeit von Jugendlichen eindeutig mit Ja zu beantworten. Wegen methodischer Fehler und schlampiger Durchführung (fehlende Ausbelastung) an verschiedenen Untersuchungszentren ist diese Methode durch die Untersuchungen eines Kölner Arbeitskreises vorübergehend in Mißkredit gekommen. Tatsache aber ist, daß die besten Ausdauerleistungssportler der verschiedenen Disziplinen meist auch die höchsten maximalen Sauerstoffaufnahmen aufweisen.

Die Argumentation, daß die Wettkampfleistung nicht nur von dem Absolutwert der maximalen Sauerstoffaufnahme abhängt, sondern erstens von der Fähigkeit beeinflußt wird, einen möglichst hohen Prozentsatz der maximalen Sauerstoffaufnahme über einen bestimmten Zeitraum auszunützen, und zweitens von der Dauerleistungsfähigkeit der beanspruchten Muskulatur bestimmt wird, ist zwar stichhaltig, widerspricht aber nicht der Notwendigkeit einer möglichst hohen maximalen Sauerstoffaufnahme im Ausdauerleistungssport, da

1. der prozentuale Nutzungsanteil um so höher liegen kann, je höher der Absolutwert ist,
2. ein mangelnder Sauerstofftransport auch für die besttrainierte lokale Muskelausdauer leistungsbegrenzend wirkt,
3. eine hohe aerobe Gesamtkapazität die beste Voraussetzung für eine gute Erholungsfähigkeit ist.

Die Tatsache, daß auch psychische Eigenschaften wie Wettkampfhärte und Durchhaltevermögen die Wettkampfleistung positiv beeinflussen können, enthebt den Ausdauersportler noch lange nicht der Notwendigkeit, sich eine möglichst hohe aerobe Kapazität anzutrainieren!

Die maximale Sauerstoffaufnahme ist ein gutes Beurteilungskriterium für das aerobe Leistungsvermögen eines Athleten.

Eine spezielle Anwendungsmöglichkeit ergibt sich für die Beurteilung von Kindern und Jugendlichen im Hinblick auf ihre Dauerleistungsfähigkeit und damit ihre Eignung für den Hochleistungssport.
Obwohl aus ethischen Gründen solche Selektionsverfahren mit Zurückhaltung zu betrachten sind, ergibt sich doch gelegentlich die Notwendigkeit, überehrgeizige Eltern gemeinsam mit anderen Kriterien über die im großen Anteil genetisch determinierten Grundlagenausdauereigenschaften ihrer Kinder zu informieren, insbesondere auch im Hinblick auf fundamentale berufliche Entscheidungen, die im heutigen Hochleistungssport zu treffen sind. Dies heißt nicht, daß Jugendliche mit geringer aerober Kapazität aus der angestrebten Sportart austreten sollen, sondern daß die Ziele eventuell niedriger anzusetzen sind.

Die Milchsäure-(Laktat-)Messung

Wie bereits im Kapitel 2 dargestellt, ist die Milchsäure (Laktat) das Endprodukt des **anaeroben** Zuckerabbaus, d. h. des Zuckerabbaus unter Sauerstoffmangelbedingungen. Durch Ansäuerung der Arbeitsmuskulatur und damit Blockierung der Enzymsysteme (»Arbeiter« in der Muskulatur) wirkt sie aber leistungsbegrenzend: d. h., je höher die Milchsäure, um so schlechter ist das Arbeitsvermögen des Muskels. Bei Ausdauerbelastungen, insbesondere über 2 min, kommt zunehmend das aerobe Energiegewinnungssystem zum Tragen, das Energie unter Zuhilfenahme von Sauerstoff durch Zucker- und Fettsäureabbau in Wasser und Kohlendioxid herstellt. Je höher aber die Belastungsintensität im Ausdauerbereich wird, um so höher wird der Anteil des milchsäurebildenden (anaeroben) Systems.

Dies hat folgende Ursachen:

- Durch hohe Belastungsintensitäten steigt die Druck- und Zugspannung innerhalb des Muskels, die feinsten Kapillaren werden komprimiert, der Blutfluß und damit der Sauerstofftransport kommt zum Stillstand: Sauerstoffmangel aber begünstigt das anaerobe System,
- hohe Belastungsintensitäten erfordern höhere Flußraten der Energie: die anaerobe Energieherstellung ist die schnellere Reaktionsform,
- hohe Belastungsintensitäten beanspruchen mehr die schnellen Muskelfasern (FT-Fasern = weiße Muskelfasern), die bevorzugt eine anaerobe Reaktion zeigen.

Die »große Kunst« im Ausdauersport ist es nun, möglichst hohe Intensitäten über einen möglichst langen Zeitraum ohne wesentliche Milchsäureproduktion zu bewältigen.

Die Messung der Milchsäurekonzentration läßt damit auf indirektem Wege einen Rückschluß über das aerobe Leistungsvermögen der belasteten Muskulatur zu.
Da die Milchsäure mit einer konzentrationsabhängigen zeitlichen Verzögerung aus der Arbeitsmuskulatur in das Blut diffundiert, hat es sich als praktikabel erwiesen, sie zu definierten Zeitabständen aus dem mit hyperämisierenden Salben arterialisierten Blut des Ohrläppchens zu bestimmen (nicht im Venenblut, das unter Belastungsbedingungen deutlich niedrigere Konzentrationen aufweist!).

Bei der **Durchführung einer Belastungsuntersuchung** auf dem Laufband, Fahrrad- oder Ruderergometer mit stufenmäßig ansteigender Belastung von jeweils 3–5 min Dauer ergibt sich ein charakteristisches Bild des Milchsäureanstiegs mit hyperbelförmigem Verlauf (Laktatkurve): ausgehend von einem Ruhewert um 1 mmol/l (n: 0,8–1,8 mmol/l) erfolgt bei niedriger Belastungsintensität nur ein geringer Milchsäureanstieg (Energieherstellung vorwiegend aerob), der dann aber ab einer bestimmten Belastungsschwelle rasch zunimmt (Energieherstellung vorwiegend anaerob).
Der Bereich zwischen den beiden Exponenten wird als aerob-anaerober Übergang bezeichnet (Abb. 32).
In der Praxis hat es sich bewährt, Kennpunkte für die Übergänge in die einzelnen Energiephasen in Abhängigkeit von der Belastungsintensität und der Milchsäurekonzentration zu definieren: die sogenannten Schwellen:

- **Aerobe Schwelle:** Sie liegt im Durchschnitt bei 2 mmol/l Laktat. Bis zur aeroben Schwelle findet eine rein aerobe Energieherstellung statt. Die aerobe Schwelle selbst stellt den Bereich der günstigsten Sauerstoffverbrennung bei niedrigster Laktatproduktion dar.

- **Anaerobe Schwelle:** Sie liegt im Durchschnitt bei 4 mmol/l Laktat. Oberhalb der anaeroben Schwelle wird die Energieherstellung vorwiegend anaerob gedeckt. Der Bereich der anaeroben Schwelle entspricht

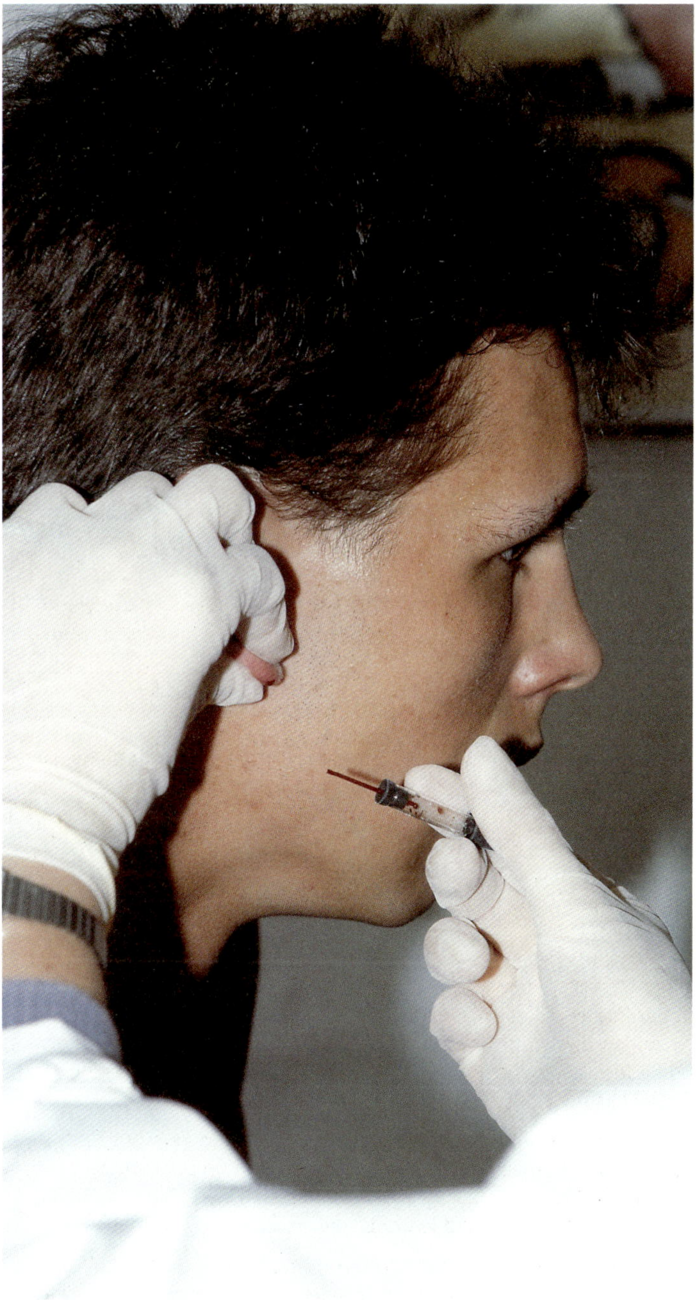

Laktatabnahme aus dem hyperämisierten Ohrläppchen

der größtmöglichen Belastungsintensität, bei der Laktatbildung und -abbau (über Leber, Herzmuskel, ruhenden Muskel) gerade noch im Gleichgewicht stehen (maximales Laktat-steady-state). Belastungen oberhalb der anaeroben Schwelle führen zu einem kontinuierlichen Ansteigen der Milchsäure.
Diese starre Festlegung der Schwellenbereiche entspricht im Prinzip nicht immer den individuellen biologischen Gesetzmäßigkeiten. So liegt die anaerobe Schwelle bei Untrainierten teilweise über 4 mmol/l (4–5,5 mmol/l), diejenige von Hochausdauertrainierten darunter (2,5–3,5 mmol/l).

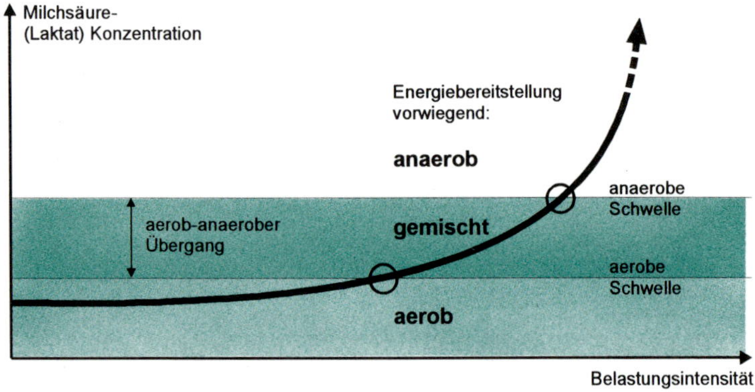

Abb. 32: Laktatkurvenverlauf bei ansteigender Belastung und die zugehörigen Kennpunkte (aerobe und anaerobe Schwelle) für die Übergänge in die einzelnen Energiephasen

• Dieser als **individuelle anaerobe Schwelle** definierte Bereich wird dort nach verschiedenen rechnerischen Konzepten bestimmt, wo die kritische Steigung der Laktatkurve beginnt. Die individuelle anaerobe Schwelle dient vorwiegend der individuellen Trainingssteuerung, während die 4-mmol/l-Schwelle sehr gut für vergleichende Untersuchungen im Längsschnitt (Folgeuntersuchungen im Trainingsprozeß) und Querschnitt (Vergleich verschiedener Sportler oder Sportarten) einsetzbar ist.

Bei der Beurteilung der Ausdauerleistungsfähigkeit mittels der Laktatbestimmung kommen grundsätzlich drei Testformen zur Anwendung:
- der Stufen- oder Mehrstreckentest
- der Zweistreckentest
- Laktatstichproben im Training und Wettkampf.

Der Stufentest

Als günstigste Testform für die Beurteilung der Ausdauerleistungsfähigkeit der Muskulatur hat sich der sogenannte Stufentest bewährt. Dieser ist unter Labor- (Laufband, Fahrradergometer, Armkurbelergometer oder Ruderergometer) oder Feldbedingungen (Mehrstreckentest: Laufbahn mit Zeitmessung, Schwimmbahn mit Geschwindigkeitsvorgaben in Form einer Lichtschranke usw.) möglich. Belastungsprinzip ist eine stufenförmige Belastungszunahme bis zur völligen Erschöpfung (Ausbelastung) mit Messung der Laktatkonzentration in Ruhe und unmittelbar nach jeder Belastungsstufe. Die Stufendauer sollte im Labortest (Feststellung der Ausdauerleistungsfähigkeit) wenigstens **3 min**, im Feldtest (Festlegung der Trainingsbereiche) ca. **5–8 min** betragen.

3

Beispiel: Laufband

Ruhelaktatwert – Belastungsbeginn (nach Einlaufen) bei 8 km/h (♀) oder 10 km/h (♂) – Belastungsdauer 3 min – Laktatabnahme – Belastungssteigerung um 2 km/h – Belastungsdauer 3 min – Laktatabnahme – usw. – bis zur Ausbelastung. Um vergleichbare Werte für Bahnverhältnisse angeben zu können, kann der Neigungswinkel am Laufband verändert werden: z. B. 1,5% für Leichtathleten (Eichung notwendig!). Die direkte Übertragung von Laufbanddaten auf Bahnverhältnisse ist aber nur tendenziell möglich!

Beispiel: Fahrradergometer

Ruhelaktatwert – Belastungsbeginn (nach Einfahren) 50 Watt (♀) oder 100 Watt (♂) – Belastungsdauer 3 min – Laktatabnahme – Belastungssteigerung um 50 Watt – Belastungsdauer 3 min – Laktatabnahme – usw. – bis zur Ausbelastung.

Auswertung:

Bei der **Auswertung von sogenannten Laktatleistungskurven** unterschiedlich ausdauertrainierter Athleten ergeben sich, demonstriert am Laufbandstufentest, folgende Kurvenbilder (Abb. 33) als Beispiele:

Beurteilung ohne Berücksichtigung der speziellen Laufdisziplin:

Athlet I: ungenügende aerobe Eigenschaften der Muskulatur, vorzeitiger Laktatanstieg, geringe Endleistung.

Athlet II: durchschnittliche aerobe Eigenschaften, mittleres Laktatanstiegsverhalten, gute Endleistung mit allerdings sehr hohen Ausbelastungslaktatwerten.

Athlet III: gute aerobe Eigenschaften, später Laktatanstieg, gute Endleistung bei niedrigem Ausbelastungslaktat.

Beachte:

Athlet II und III erreichen die gleiche Endleistung, trotzdem hat Athlet III die größere aerobe Kapazität, denn er überschreitet die anaerobe Schwelle erst bei einem höheren Intensitätsbereich. Das heißt, er wird auf langen Strecken gegenüber Athlet II im Vorteil sein, da dieser vorzeitig übersäuert. Im Kurzzeit- und Mittelzeitausdauerbereich kann sich

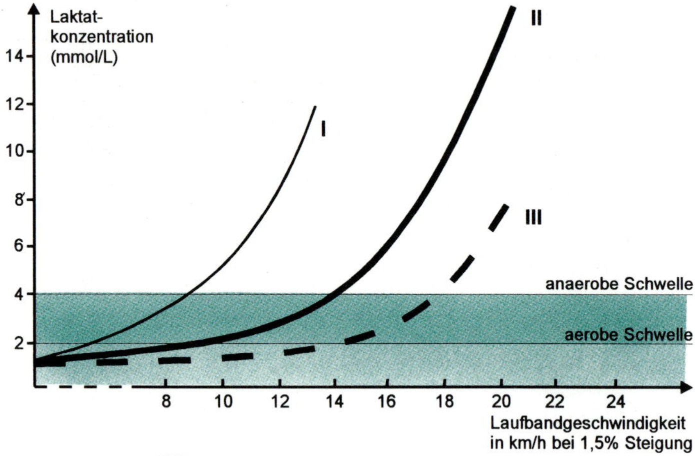

Abb. 33: Laktatleistungskurve von Athleten mit unterschiedlicher aerober Kapazität

dieser Vorteil allerdings durch die schnelleren Flußraten des anaeroben Energiesystems und bei gutem Standvermögen aufheben. Im Sprint- und Kurzzeitausdauerbereich werden deshalb auch rein anaerobe Testverfahren eingesetzt, die Auskunft über die Kapazität der Kreatinphosphatspeicher, die maximale Laktatentwicklung und seine Abbaugeschwindigkeit geben. Auf die Testdurchführung wird hier nicht näher eingegangen.

Der Zweistreckentest

Der Zweistreckentest bietet sich als Feldtest an und eignet sich insbesondere als sportartspezifische Kontrollmethode über die Auswirkungen einer Trainingsphase und als Voraussage für die zu erwartende Wettkampfleistung (die zusätzlich allerdings von psychischen Faktoren beeinflußt wird: »Wettkampftyp« usw.): Sein Einsatzbereich ist aber **beschränkt** auf Sportarten des **Kurz- und Mittelzeitausdauerbereiches**. Er beruht auf der These, daß zwischen Laktatbildung und Belastungsdauer im submaximalen bis maximalen Intensitätsbereich bei einer Belastungszeit zwischen 30 sec und 6 min eine lineare Beziehung besteht.

Testdurchführung:
Eine festgelegte Teststrecke (z. B. die Wettkampfstrecke) wird zweimal zurückgelegt: einmal mit ca. 80% der maximalen Wettkampfleistung und nach ca. 20–30 min mit maximaler Geschwindigkeit (mindestens 90–95% der bisherigen Bestzeit). Durch Messung der Laktatkonzentration in der 1., 3., 5., 7. und 10. min nach der jeweiligen Belastung werden die Maximalwerte pro Belastung ermittelt, gegen die Geschwindigkeit aufgetragen und verbunden. Eine Rechtsverschiebung im Trainingsprozeß deutet eine Leistungsverbesserung an (s. Abb. 34). Ge-

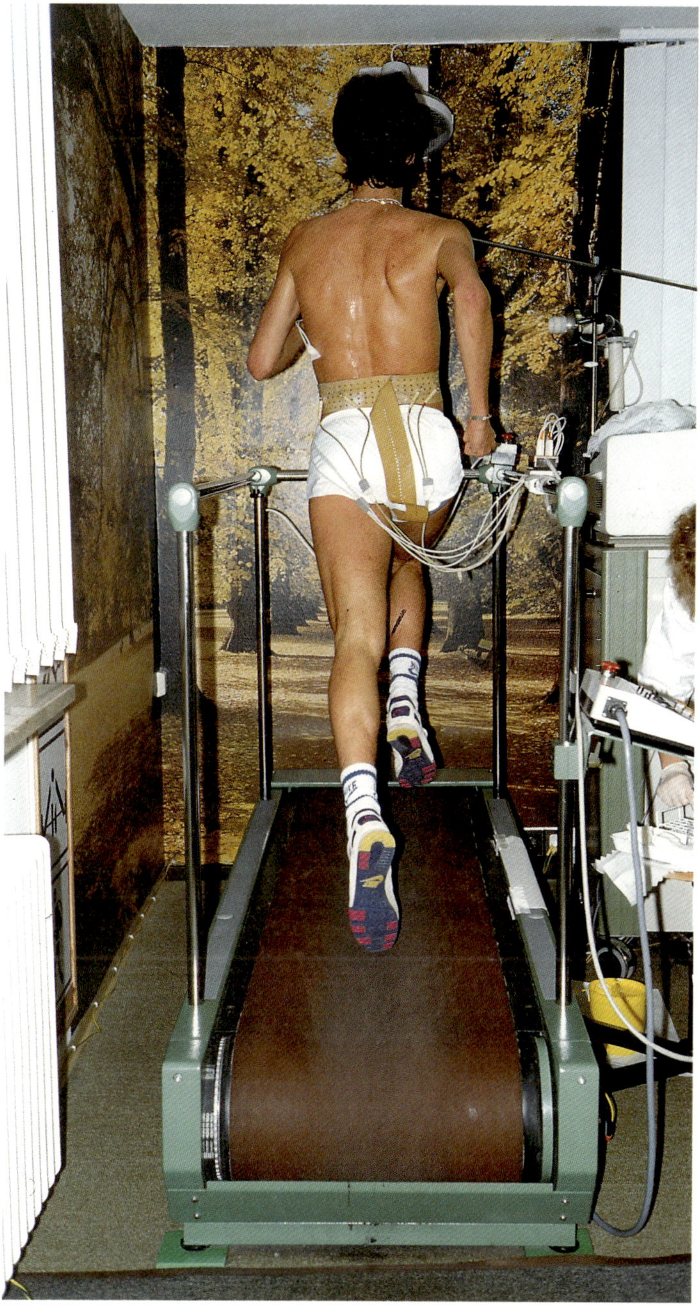

Laufbandergometrie (Stufentest)

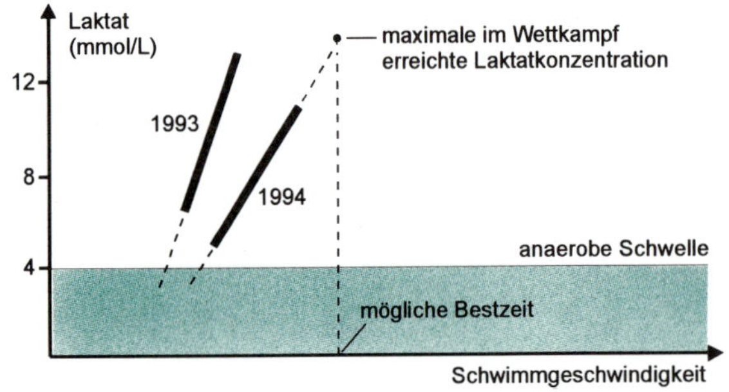

Abb. 34: Zweistreckentest: Verbesserung der aeroben Kapazität im Lauf eines Trainingsjahres (Schwimmtraining, moderner Fünfkampf, modifiziert nach Schürch). Durch Verlängerung der Geraden läßt sich in guter Annäherung die anaerobe Schwelle, nicht aber die aerobe Schwelle bestimmen

meinsam mit der im Wettkampf ermittelten, maximal möglichen Laktatproduktion ist eine Leistungsprognose möglich. Der Zweistreckentest eignet sich vor allem für Lauf-, Schwimm- und Bootssportarten im Kurz- und Mittelzeitausdauerbereich.

Laktatstichproben im Training und im Wettkampf

Die Bestimmung von Einzelwerten im Verlauf eines Trainings stellt eine Kontrollmethode für die Fähigkeit eines Athleten dar, die vorgegebene Belastungsintensität, z. B. rein aerobes Training (= Laktat 2 mmol/l) einzuhalten. Sie ist damit ein diagnostisches Verfahren für das **Intensitätsgefühl**, nicht aber die Gesamtleistungsfähigkeit. Die meisten Sportler schätzen den Intensitätsbereich zu hoch ein. Ein Beispiel: Bei Freizeit-Joggern wurden nach dem Zufallsprinzip ohne vorherige Ankündigung Laktatstichproben durchgeführt, wobei Werte zwischen 6 und 12 mmol/l gefunden wurden. Die optimale Belastungsintensität würde hier bei 2–4 mmol/l liegen: Als konsequente Trainingsmaßnahme muß die Intensität zugunsten des Umfangs verringert werden.

Einzelbestimmungen geben auch Hinweise für die **Gesamttrainingsbelastung** einzelner Trainingsabschnitte. Die Intensität eines Trainings unter Gletscher- und Höhenbedingungen (alpiner und nordischer Skilauf) kann damit erfaßt werden. Wie bereits angedeutet, ist die feinkoordinative muskuläre Reaktion auf Technikbelastung abhängig von guter Erholungsfähigkeit und niedrigem Übersäuerungsgrad. Koordinationsfehler können in kritischen Situationen (z. B. erhöhte Sturzgefahr im alpinen Skilauf) zu Verletzungen führen.
Laktat-Stichproben unter Wettkampfbedingungen spiegeln häufig die anaerobe Kapazität und die Wettkampfhärte eines Athleten wider. Sie erklären, warum ein im Stufen- oder Zweistreckentest »Schlechterer« manchmal einen »Besseren« im Wettkampf besiegt.

Die Bewertung der Laktatmessung:
Sachgemäße Auswertung im Labor und eine große Erfahrung in der Interpretation vorausgesetzt, stellt die Bestimmung der Laktatkonzentration derzeit die beste Bestimmungsmethode für das aerobe und anaerobe Leistungsvermögen der Muskulatur dar. Ihre Wichtigkeit wird auch dadurch unterstrichen, daß die maximale Sauerstoffaufnahme zwar bis zu 20%, das muskuläre Leistungsvermögen an der anaeroben Schwelle aber bis zu 60% verbessert werden kann. Der Leistungsdiagnostische Anwendungsbereich reicht vom gehobenen Breiten- bis zum Hochleistungssport. Aber die Laktatmethode weist auch Schwachstellen auf, die im wesentlichen auf subjektiven Beurteilungsfehlern durch Sportarzt, Trainer und Aktive beruhen: so zeigt ein glykogenverarmter (»leerer«) Athlet einen flacheren und damit vermeintlich günstigeren Laktatanstieg bei schlechter Endleistung auf als ein gut »glykogen-superkompensierter« mit einem etwas steileren Anstieg bei allerdings besserer Endleistung. Da diese Konstellation »papiermäßig« zum falschen Schluß einer Erhöhung der Trainingsintensität mit Folge einer weiteren Trainingsüberlastung führen könnte, empfiehlt es sich – wie im übrigen in der gesamten Medizin gehandhabt –, eine (Leistungs-) Diagnose nach Kenntnis mehrerer Kriterien zu erstellen: z. B. Trainingsphase, subjektives Gefühl des Athleten, Endleistung, Vergleich mit Voruntersuchungen, Herzfrequenz, weitere Laboruntersuchungen usw.

Der Conconi-Test, eine unblutige Alternative zur Bestimmung der anaeroben Schwelle?
Die von Conconi 1983 publizierte Methode geht von der Erfahrung aus, daß die Herzfrequenz (Puls) mit zunehmender Belastung zunächst linear ansteigt, um dann ab einem bestimmten Intensitätsbereich abzuflachen. Der Punkt, an dem diese Abweichung von der Geraden stattfindet (Deflexionspunkt), soll, bezogen auf Herzfrequenz und Geschwindigkeit, der anaeroben Schwelle (Abb. 35) entsprechen.
Eine Trainingsverbesserung läßt sich durch Rechtsverschiebung des Deflexionspunktes feststellen.
Der Test ist für Laufsportarten, Skilanglauf, Radsport, Schwimmen, Rudern, Kanufahren und Eisschnellauf geeignet.
Die **Testdurchführung** erfolgt auf überschaubaren und ausgemessenen Strecken (Rundstrecke, Schwimmbahn usw.). Neben der Zeitmessung zur Bestimmung der Geschwindigkeit ist eine genaue Aufzeichnung der Herzfrequenz erforderlich. Dafür gibt es heute leistungsfähige und sehr leichte Geräte, die von einem kleinen Brustsender drahtlos die Herzfrequenz auf einen armbanduhrähnlichen computerisierten Empfänger übermitteln, der eine Speicherkapazität von über einer Stunde besitzt.
Die Teststrecke wird nun wiederholt unmittelbar an ein Aufwärmprogramm nach Art eines Stufentestes durchlaufen/durchfahren/durchrudert, d. h., die Geschwindigkeit pro Belastungsstufe bleibt gleich und wird jeweils am Ende jeder Belastungsstufe ohne Pause erhöht.

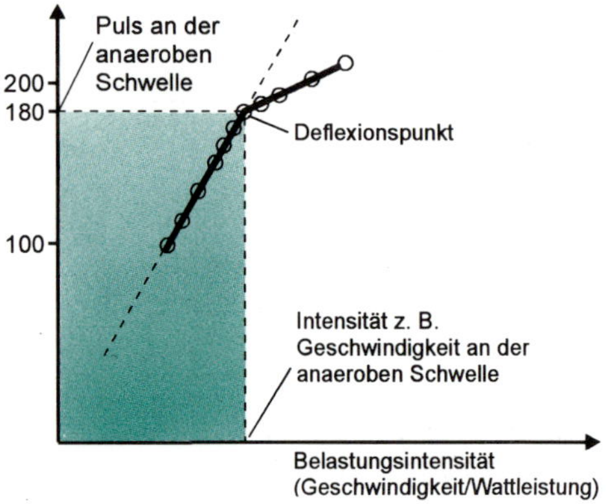

Abb. 35: Bestimmung der anaeroben Schwelle mittels Conconi-Test

Die Messung von Puls und Geschwindigkeit erfolgt immer auf den letzten Metern jedes Teilstückes. Der Test wird bis zur Ausbelastung durchgeführt. Die Streckenlänge ist so auszuwählen, daß als kürzeste Belastungszeit ca. 30 sec anfallen. Für eine möglichst genaue Bestimmung sind ca. 10 Belastungsstufen anzusetzen, wobei viele in der Gegend der vermuteten anaeroben Schwelle liegen sollten.

Die Bewertung des Conconi-Tests:
Er stellt keine echte Alternative zur Laktatbestimmung dar, da er bei zwar einfachen methodischen Mitteln jedem zugänglich ist, aber es besteht, wie zahlreiche Kontrolluntersuchungen ergaben (Heck; Herren; Urhausen et al.), keine kausale Korrelation zwischen Conconi-Schwelle und laktatermittelter anaerober Schwelle: d. h. *Conconi-Schwelle und anaerobe Schwelle sind keine identischen Punkte*. Die mittels Conconi-Test ermittelten Puls- bzw. Intensitätsangaben liegen im Durchschnitt zu hoch. Zudem findet sich nur in etwa 70% der Untersuchten ein Deflexionspunkt. Eine Leistungsverbesserung läßt sich allerdings durch Rechtsverschiebung des Deflexionspunktes bei einer Kontrolluntersuchung feststellen, so daß der Conconi-Test zur Leistungskontrolle unter den angeführten Vorbehalten herangezogen werden kann.

Die Trainingssteuerung

Nach Kenntnis der individuellen Leistungsfähigkeit durch leistungsdiagnostische Tests oder kritische Selbsteinschätzung dient die Trainingssteuerung (Leistungssteuerung) der gezielten Leistungsverbesserung. Da diese im Ausdauersportbereich nur über ein langfristiges Konzept mit der Möglichkeit zahlreicher Irrwege erreichbar ist, empfiehlt sich eine realistische Zielsetzung und Planung des Trainingsprozesses (Abb. 36).

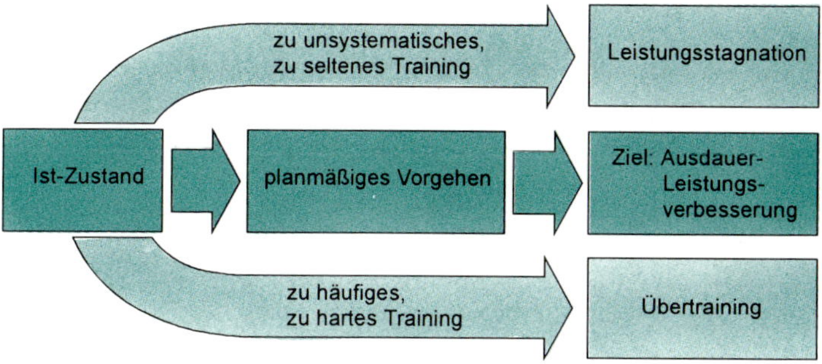

Abb. 36: Realistische Zielsetzung und Planung des Trainings ist die Voraussetzung für den Trainingserfolg

3

Ein Negativ-Beispiel: Ziel im Kinder- und Jugendbereich des Skilanglaufs ist der Ausbau der Grundlagenausdauer (aerobe Kapazität). Durch falsches Training, Bevorzugung von Intervall-, Wiederholungs- und Krafttraining – mit alleiniger Zielsetzung auf die kürzeren Strecken der Bundesskispiele – wird dort vielleicht eine gute Wettkampfleistung erreicht, andererseits erfolgt aber eine »Anaerobe Polung« der Muskulatur, die später eine gute Leistung auf langen Strecken verhindert. Dieses Defizit als Erwachsener mit der in dieser Trainingsphase nicht sonderlich guten Wettkampfleistung »nachzubüffeln«, ist praktisch nur in Ausnahmefällen (extreme genetische Eignung) möglich.

Oberste Maxime der **Trainingsplanung** ist das **Leistungsziel** für jede Ausdauersportart:
- Ausdauersport als Gesundheitssport (Kap. 8): die aerobe Belastung als Therapieform,
- Ausdauersport im Rahmen des Breitensports: aerobes Training zur Verbesserung der Grundlagenausdauer und als Präventivtraining,
- Ausdauersport als Basis für nicht primär ausdauergeprägte Sportarten: aerobes Training zur Verbesserung der Grundlagenausdauer und zur schnelleren Erholungsfähigkeit nach intensiven Belastungen,
- Ausdauersport als Leistungs- und Hochleistungssport: sportartspezifisches Ausdauertraining in Abhängigkeit von der Leistungsanforderung und vom Stand im Trainingsprozeß.

Nach diesen Leistungszielen richtet sich auch die langfristige Planung, die im Breitensport unkompliziert und nur wenig vorausschauend gestaltet werden kann, während im Hochleistungssport Rahmenkonzepte über Jahre erarbeitet werden, die sich nochmals in sogenannte Zyklen unterteilen:

• Jahreszyklus:
- Aufteilung eines Trainingsjahres in
- **Vorbereitungsperiode** mit dem Ziel der Entwicklung der sportlichen Form,

– **Wettkampfperiode** mit dem Ziel guter Wettkampfleistung und Wettkampftraining,
– **Übergangsperiode** mit dem Ziel aktiver Regeneration, wobei ein Verlust der sportlichen Form bewußt in Kauf genommen wird.

Grundsätzlich ist auch die Möglichkeit der Mehrfachperiodisierung, z. B. Doppelperiodisierung (Hallen- und Freiluftsaison) möglich, bedarf aber wegen der Gefahr einer Überlastung einer diffizilen Steuerung durch den Trainer und ist nur im Spitzensport empfehlenswert.

- Makrozyklus:

Zusammenfassung mehrerer Trainingswochen mit Bevorzugung bestimmter Trainingsformen, Intensitäten und Umfänge. Wobei umfangbetonte, wenig intensive Phasen wegen einer langsameren Trainingsadaptation länger, intensivbetonte wegen der Gefahr des Übertrainings kürzer gestaltet werden.

- Mikrozyklus:

Meist Planung einer Trainingswoche innerhalb eines Makrozyklus mit genauer Planung der täglichen Trainingsgestaltung und des Belastungsmaßes.
Wichtig: Der Mikrozyklus soll so aufgebaut sein, daß technikbetonte und intensive Trainingseinheiten im ausgeruhten Zustand durchgeführt werden. Auf ausreichende aktive Regeneration nach intensivem Training ist zu achten!
Als Beispiel für einen richtigen (ausreichende Regeneration) und falschen (mangelhafte Regenerationsmöglichkeit) Mikrozyklus im Mit-

	1. Tag	**2. Tag**	**3. Tag**
RICHTIG	Extensives Dauertraining 90–120 min	anaerobes Training alaktazid 30-m-Sprints	intensives Dauertraining 45–60 min
		Regenerationstraining 45–60 min	Regenerationstraining 45–60 min
FALSCH	intensives Dauertraining 45–60 min	anaerobes Training (Sprints)	Intervallmäßiges Training **oder** Fahrtspiel
		Regenerationstraining 45–60 min	Langes Dauertraining 90–120 min

Tab. 7: Trainingsplan unter besonderer Berücksichtigung der Regeneration: richtiger (oben) und falscher (unten) Mikrozyklus (nach Kindermann), modifiziert

tel- und Langstreckenbereich sei folgendes Modell nach Kindermann aus dem Bereich des Leistungssports angegeben (Tab. 7).

Das Hauptproblem bei der Trainingssteuerung: die Regenerationsfähigkeit des Organismus

Wie bereits dargelegt, ist das Regenerationsverhalten direkt abhängig von der **Intensität, Dauer** und **Häufigkeit des Trainings** und vom **Trainingsniveau** des Sporttreibenden. Zusätzliche aktive Maßnahmen wie »Auslaufen«, »Ausschwimmen«, »Ausrudern« und Stretching fördern die Regeneration und verkürzen die Regenerationszeit. Passive Maßnahmen wie Massagen, Entmüdungsbäder usw. haben einen wesentlich geringeren Erholungseffekt. Auch die Gabe von Anabolika beeinflußt die Regenerationsfähigkeit positiv, ist aber wegen möglicher gesundheitsschädigender Wirkungen und sportlicher Unfairneß abzulehnen (Doping).

Vergegenwärtigt man sich nochmals das Konzept der aeroben und anaeroben Schwelle anhand der Laktatleistungskurve, so kann man verschiedene Intensitätsbereiche für die **Verbesserung der aeroben Leistungsfähigkeit** festlegen (Abb. 37).

• **Regenerations- und Fettverbrennungstraining:** Durch *kurzfristige* Belastungen in diesem Intensitätsbereich (15–20 min) werden die Sofortregenerationsmaßnahmen meßbar beschleunigt, so daß sich nach intensiven Ausdauerbelastungen, aber z. B. auch nach kampfbetonten Spielarten wie Fußball, Eishockey usw., ein 20minütiges Auslaufen empfiehlt. Eine *längere* Belastung (45 min bis über 200 min) dient der

Tag	5. Tag	6. Tag	7. Tag
generations- ining min	Fahrtspiel 60 min	Langes Dauertraining 90–120 min	Regenerations- und Fett- verbrennungs- lauf 150 min
tensives uertraining min	Regenerations- training 45 min		
ensives uertraining min	**kein** Training	Langes Dauertraining 90–120 min	Langes Dauertraining 90–120 min
		Intensives Dauertraining 45–60 min	

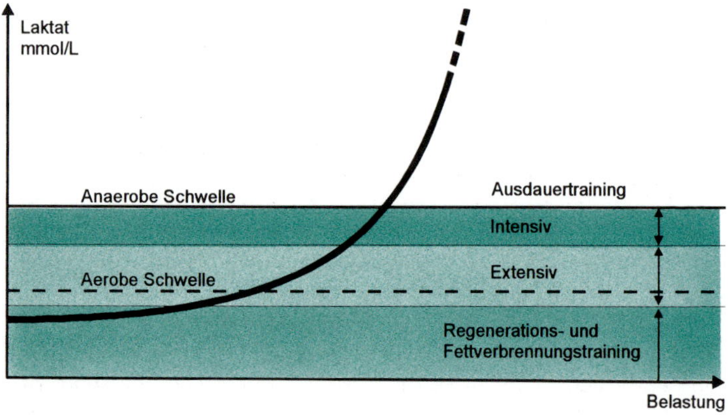

Abb. 37: Intensitätsbereiche des aeroben Ausdauertrainings in Beziehung zur Laktatleistungskurve unter Angabe der muskulären Regenerationszeiten

Trainingsform	Intensität in % der max. Int.	Dauer in min*	Energie aus:	Regenerationszeit Std. (vollständig)	
				trainiert	untrainiert
Regenerations- und Fettverbrennungstraining	40% bis 50%	20 min bis über 200 min	Fett > Zucker	**	**
Extensives Ausdauertraining	50% bis 70%	40 bis 150 min	Zucker ≧ Fett	12 Std.	24 Std.
Intensives Ausdauertraining	70% bis 85%	30 bis 50 min	Zucker > Fett	24 Std.	48 Std.

* Die Belastungsdauer ist abhängig vom Trainingsziel und der Sportart

** Fettverbrennungsläufe über 90 min ermüden aber erheblich den passiven Bewegungsapparat (z. B. Gelenkknorpel), was es im Trainingsaufbau zu beachten gilt: Tags darauf nur kürzere Einheit.

Verbesserung der fettverbrennenden Energiesysteme. Training mit derart niedrigem Tempo bereitet den meisten jugendlichen Ausdauersportlern wenig Freude, so daß es durch Optimierung der Rahmenbedingungen, in Form von schnellen Bergwanderungen, Strandläufen oder »Walkman-Hören« (nicht bei Techniktraining!), attraktiver gestaltet werden kann. Durch einen einfachen Trick kann man die Fettverbrennung mit dem Ziel der Zuckereinsparung (die Glykogenvorräte stehen nur begrenzt zur Verfügung) in höhere Intensitätsbereiche ziehen:

Beispiel: 2-Stunden-Lauf
Belastungsbeginn mit niedriger Intensität (8–12 km/h, je nach Leistungsfähigkeit), nach 30 min (die Fettverbrennung läuft jetzt auf vollen Touren) allmähliches crescendoartiges Anziehen des Lauftempos bis zum Belastungsende, insgesamt um 2–4 km/h. Die in bezug auf vorsichtige Belastungsänderungen sehr träge Fettverbrennung »klebt dann sozusagen auch bei höherem Tempo an den Fersen«. Der prozentuale Anteil der Fettverbrennung kann damit auch für den höheren Intensitätsbereich vermehrt werden (wichtig z. B. für Marathonlauf, 50-km-Skilanglauf). Nicht zu verwechseln mit einem sog. Endspurt, der trainingsphysiologisch ungünstig (»trainingsvernichtend«) hier anzusehen ist.

3

- **Extensives Ausdauertraining:** Training im Bereich um die aerobe Schwelle fördert die aerobe Verbrennungskapazität und erhöht vorwiegend den möglichen Belastungsumfang. Extensives Training stellt das bevorzugte Training im Kinder-, Anfänger- und Breitensportbereich dar. Im Leistungssport wird es u. a. zur Verbesserung der Grundlagenausdauer verwandt.

- **Intensives Ausdauertraining:** Training im Bereich um, besser kurz unterhalb der anaeroben Schwelle (Schwellentraining) bewirkt die stärkste Verbesserung der Dauerleistungsfähigkeit. Beim durchschnittlich Trainierten ist es wegen verlängerter Regenerationszeit (24 Std.) und starker Entleerung der Glykogenspeicher maximal 2×/Woche, im Leistungssport höchstens 3×/Woche möglich.

Orientierungshilfen zur Steuerung der Trainingsintensität

Nach Analysierung der durch leistungsdiagnostische Verfahren festgestellten Defizite, z. B. in der Grundlagenausdauer, oder Feststellung einer Überforderung durch das Training, z. B. zu intensive Reize, wird der Trainingsplan der neuen Situation angepaßt. Da eine kontinuierliche Überwachung der Trainingsintensität mittels Laktatstichproben selbst im absoluten Hochleistungssport nur in Ausnahmefällen möglich ist und nur sehr wenige, meist erfahrene Athleten ein ausgeprägtes Intensitätsgefühl besitzen, haben sich Hilfsmittel wie Geschwindigkeitsvorgaben bei gleichmäßiger Streckenführung (z. B. 1000-m-Durchgangszeit im Bahnlauf) und Pulsbereiche bei ständig wechselnden Geländeverhältnissen (z. B. Skilanglauf) bewährt. Die im Leistungstest ermittelten Schwellenbereiche (aerobe und anaerobe Schwelle) können nun für die Festlegung der Intensitätsgrenzen mittels Geschwindigkeits- oder Pulsangaben dienen. Dies sei zunächst am Beispiel der **Pulsmethode** demonstriert.

Dazu ist es notwendig, wie hier beim Laufbandstufentest gezeigt, die Herzfrequenz (=Puls) während der einzelnen Belastungsstufen mitzumessen und in eine Beziehung zur Laktatleistungskurve zu setzen (Abb. 38).

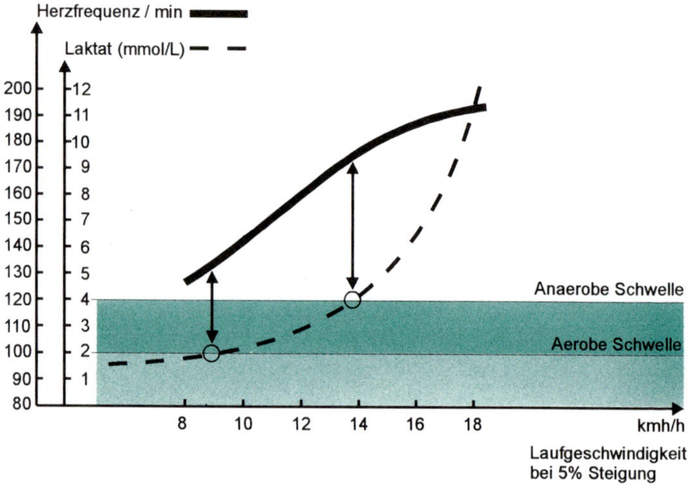

Abb. 38: Beziehung der Herzfrequenz zur Laktatleistungskurve und die daraus für die Trainingssteuerung abgeleiteten Pulsfrequenzen zur Festlegung der Intensitätsbereiche

Beispiel: 30jähriger durchschnittlich trainierter Skilangläufer

Regenerations- Fettverbrennungsbereich	→ Puls: bis 130/min
Extensiver Ausdauerbereich	→ Puls: 130–150/min
Intensiver Ausdauerbereich	→ Puls: 150–175/min

Die bereits erwähnten, auf dem Markt befindlichen Pulsmeßgeräte erlauben es, für sämtliche Pulsbereiche Ober- und Untergrenzen mit optischen und akustischen Markern einzugeben, so daß man immer im gewünschten Puls- bzw. Intensitätsbereich trainieren kann. Im Lauf der Trainingsjahre wird sich dann nach Art eines bedingten Reflexes ein verbessertes Körpergefühl entwickeln, so daß der erfahrene Athlet nach Atmung und Muskelgefühl in Armen und Beinen seinen Intensitätsbereich einschätzen kann.

Eine Weiterentwicklung der Möglichkeit, Trainingsintensitäten aus Laktatleistungskurven abzuleiten und auf Geschwindigkeiten bzw. bekannte Trainingsmethoden zu übertragen, stellt das Vorgehen von Föhrenbach für den Marathonlauf dar: Durch Feldstufenteste an Spitzenmarathonläufern legte er zunächst die Laktatbelastung bei einer durchschnittlichen Marathongeschwindigkeit mit 2,5 ± 0,5 mmol/l fest und

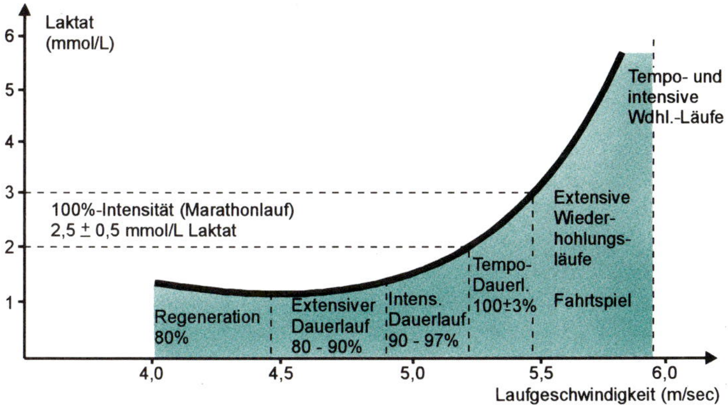

Abb. 39: Möglichkeit des Belastungsvorgehens anhand der im Feldstufentest über 6 × 2323 m unter disziplinspezifischen Bedingungen ermittelten Laktat-Laufgeschwindigkeitsbeziehung. Allgemein bekannten Trainingsmethoden sind unterschiedliche biologisch-energetische Funktionszustände zugeordnet (nach Föhrenbach)

3

setzte diese gleich 100%. Die übrigen Intensitätsbereiche orientieren sich an diesem 100%-Wert (s. Abb. 39).
NB: Die Laufgeschwindigkeit ist hier in m/sec angegeben (×3,6 = km/h).

Für die **Leistungssteigerung im Breitensport- und sogenannten Fitneßbereich** hat es sich zur Verbesserung der Grundlagenausdauer und als präventiv-gesundheitliche Maßnahme bewährt, das Training grob in den Bereich des aerob-anaeroben Übergangs, also zwischen aerobe und anaerobe Schwelle zu verlegen.

Einfache Regeln für die Trainingssteuerung:

- Gerade so laufen, radeln, rudern usw., daß man noch mit dem Trainingspartner sprechen könnte.
- »Laufen ohne zu schnaufen«, gemeint ist, ohne zu hecheln.
- Eine einfache Pulsregel (Pulsschläge/min):

Pulsobergrenze: 200 – Lebensalter nicht überschreiten, Übersäuerungsgefahr
Optimaler Trainingspuls: 180 – Lebensalter
Pulsuntergrenze: 160 – Lebensalter, nicht unterschreiten, zu geringer Trainingseffekt.

Die Pulsangaben gelten für Laufen, Rudern und Schwimmen. Für Radfahrten und Kanusport sind ca. 5–10% abzuziehen, da weniger Muskelgruppen an der Ausdauerleistung mit entsprechend geringerer Herz-Kreislauf-Belastung beteiligt sind. 2 Trainingseinheiten/Woche zu je 30 min zeigen einen guten, 3 Trainingseinheiten/Woche zu je 45 min einen sehr guten Effekt auf die Verbesserung der Grundlagenausdauer im Breitensport.

Die **Trainingsdokumentation**: Jeder motivierte Ausdauersportler sollte ein Trainingsbuch führen, in das der **Trainingsplan** aufgenommen und die tägliche **Trainingsbelastung** aufgelistet nach Dauer, Intensität, Aufwärm-, Auslaufprogramm, äußere Bedingungen und eine Beurteilung der Verträglichkeit (z. B. Pulsverhalten) eingetragen wird. Nur so ist eine nachträgliche Analysemöglichkeit gegeben.

Die Leistungssteuerung mittels Harnstoff- und CK-Bestimmung

Der **Harnstoff** stellt ein Endprodukt des Eiweißstoffwechsels dar. Die simplifizierte Annahme mittels der Feststellung eines erhöhten Harnstoffgehaltes im Blut einen direkten Hinweis für eine Abbausituation des Organismus infolge mangelnder Regeneration, Einbeziehung von Aminosäuren als Verbrennungssubstrat und einer gestörten Wasserausscheidung zu haben, ist, bezogen auf die Intensitätssteuerung von Tag zu Tag, falsch. Jeder Arzt, der mit der klinischen Beurteilung von Harnstoffmessungen auch unter standardisierten Ernährungs- und Ausscheidungsbedingungen zu tun hat, weiß um die Unzuverlässigkeit dieses Parameters, was wohl mit den derzeit noch nicht ganz überschaubaren individuellen Unterschieden der Nierenmarkdurchblutung und Rückresorptionsmechanismen zu erklären ist. Nur eine über Tage anhaltende **morgendliche** Harnstofferhöhung von deutlich mehr als 8 mmol/l rechtfertigt bei gleichzeitig bestehenden weiteren Hinweisen, wie verändertes Pulsverhalten, subjektive Angaben, den **Verdacht auf eine zu umfangbetonte Trainingsüberlastung**. Eiweißreiche Kost (Ei-

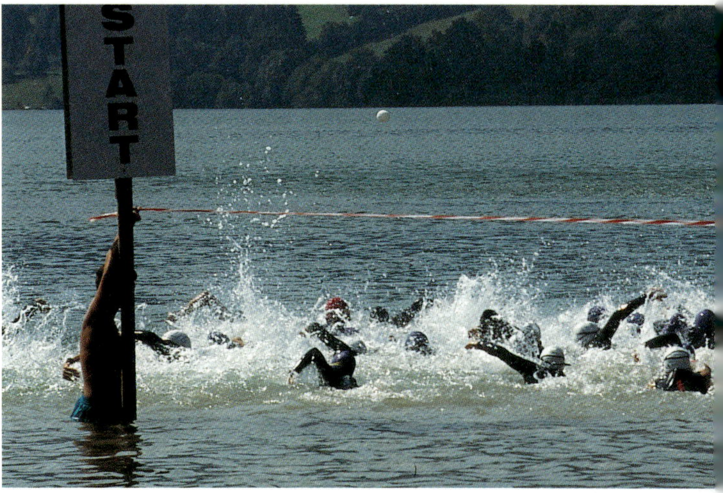

Triathlonstart: Die Umsetzung des Trainings in eine gute Wettkampf-

weißkonzentrate) und verminderte Flüssigkeitszufuhr können ebenfalls eine Harnstofferhöhung provozieren, ohne daß ein Übertrainingszustand vorliegt. Zusammenfassend stellt der Harnstoff einen Mosaikstein in der Gesamtbeurteilung einer übermäßigen Ausdauertrainingsbelastung dar. Als effiziente Methode zur Trainingssteuerung ist er nicht geeignet.

NB: Inwieweit sich die Ammoniakbestimmung zur Leistungsdiagnostik und Trainingssteuerung eignet, ist derzeit, trotz einiger Lichtblicke, noch nicht abschätzbar, da die wissenschaftliche Absicherung für den Ausdauerbereich im Gegensatz zum Krafttraining noch fehlt.

Die **Creatinkinase (CK)** ist ein muskelspezifisches Enzym mit vorwiegender Lokalisation in der Muskelzelle selbst. Mit zunehmender Intensität der Muskelarbeit wird die Zellmembran immer durchlässiger für dieses Enzym, so daß man es im Blutserum vermehrt messen kann. Zu beachten ist allerdings, daß es erst ca. 5–8 Std. nach Belastungsende sein meßbares Aktivitätsmaximum erreicht. Die Halbwertszeit des Aktivitätsabbaus liegt bei 15–18 Std. Die Normobergrenze liegt unter Ruhebedingungen bei 70–80 U/l. Unter Ausdauerbedingungen mittlerer bis höherer Intensität werden um die 200 U/l erreicht. Werte über 300 U/l sprechen für eine zu hohe Intensität im aeroben Training. Unter höherintensiven kraft- oder schnelligkeitsbetonten Trainingsanforderungen oder Wettkämpfen können deutlich höhere Werte anfallen.

Stark vereinfacht kann die Harnstoffbestimmung zur Beurteilung des Trainingsumfanges, die CK-Bestimmung zur Intensitätsbeurteilung herangezogen werden.

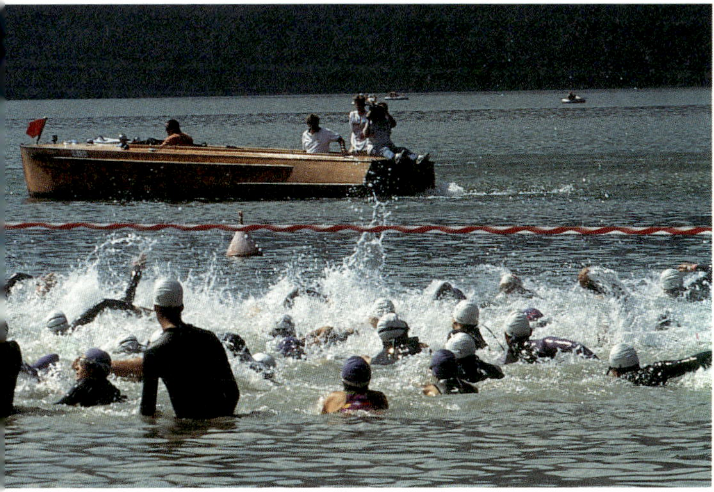

leistung kann beginnen.

Kapitel 4
Spezielle Ausdauerformen und ihre Besonderheiten

Nicht jede Sportart verlangt eine gleich gut entwickelte spezifische Ausdauer. So unterscheidet man:

1. **Reine Ausdauersportarten**, für die die spezifische Ausdauerleistungsfähigkeit ausschlaggebender Faktor der sportlichen Leistung ist, wie:
- Mittel- und Langstreckenlauf
- Radsport
- Rudern/Kanu-Rennsport
- Schwimmen
- Skilanglauf
- Eisschnellauf
- Berglauf
- Orientierungslauf
- Teilbereiche von Mehrkampfsportarten (Moderner Fünfkampf usw.)
- Triathlon, als Zusammenfassung mehrerer sportartspezifischer Ausdauerformen (Schwimmen, Radsport, Langstreckenlauf)

2. **Sportarten**, die zwar nicht primär ausdauerbestimmt sind, in denen aber die **Ausdauerkomponente** einen wichtigen Bestandteil darstellt, wie:
- Mannschaftsspielsportarten: Fußball, Handball, Eishockey, Feldhockey, Basketball, Wasserball
- Rückschlagspiele: Tennis, Squash, Badminton, Volleyball

3. **Sportarten**, für die die dynamische Ausdauer im Wettkampf eine untergeordnete Bedeutung besitzt, die aber für die Tolerierung der Gesamttrainings- und Wettkampfbelastung eine **gute Grundlagenausdauer** benötigen, wie:

- Ski alpin
- Kampfsportarten mit Körperkontakt (Judo, Taekwondo, Ringen, Boxen)
- Fechten
- Automobil- und Motorradrennsport
- Eiskunstlaufen
- Tanzsport

Da die Anforderungen der einzelnen Ausdauersportarten bezüglich Umfang und Intensität im Training direkt mit der Wettkampfdauer korrelieren, hat es sich bewährt, eine Klassifizierung in Kurzzeit-, Mittelzeit- und Langzeitausdauer zu treffen:

- Die **Kurzzeitausdauer** (KZA) beinhaltet Belastungen zwischen 35 sec und 2 min Dauer und es erfolgt eine vorwiegend anaerobe Deckung des Energiebedarfes bei hoher Intensität.
- Die **Mittelzeitausdauer** (MZA) weist Belastungen zwischen 2 min und 10 min Dauer auf, wobei der Energiebedarf gemischt aerob-anaerob mit Überwiegen des aeroben Anteils bei mittelhoher Intensität gedeckt wird: bei 2 min liegt das Verhältnis zwischen aerober und anaerober Energiegewinnung noch bei 50:50.
- Die **Langzeitausdauer** (LZA) umfaßt alle Belastungen, die über 10 min hinausgehen und die nahezu vollständig aerob bei mittlerer bis geringer Intensität abgedeckt werden.

Unter dem Aspekt der unterschiedlichen Stoffwechselbeanspruchung unterteilt man weiter in:

- **Langzeitausdauer I** (LZA I, Dauer 10–35 min) mit überwiegendem aeroben Glukose-Abbau bei mittlerer Intensität.
- **Langzeitausdauer II** (LZA II, Dauer 35–90 min) mit gemischter aerober Glukose- und Fettverbrennung bei mäßiger Belastungsintensität.

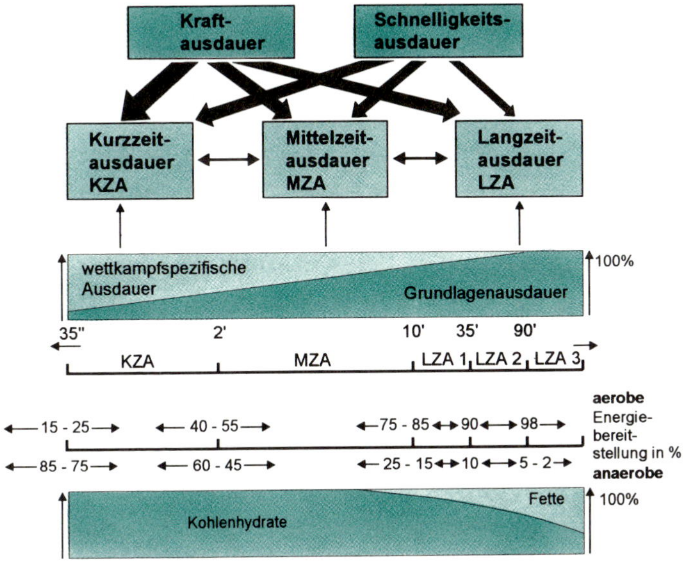

Abb. 40: Ausdauerformen in Abhängigkeit von Beanspruchungszeit, Energie- und Substratbereitstellung

	Leichtathletik	**Radsport**	**Eisschnellauf**
KZA (35″–2′)	400 m 400 m Hürden 800 m	1000 m Zeitfahren	500 m Da, He 1000 m Da, He 1500 m Da, He
MZA (2′–10′)	1000 m 1500 m 3000 m 3000 m Hindernis	4000 m Verfolgung	3000 m Damen 5000 m Herren
LZA I (10′–35′)	5000 m 10 000 m		10 000 m Herre
LZA II (35′–90′)	25-km-Lauf Stundenlauf 20 km Gehen	30–50 km Einzelzeitfahren	
LZA III (90′–6 h)	Marathonlauf 50 km Gehen	100 km Zeit- fahren 80 km Straßen- rennen Damen 120–200 km Straßenrennen Etappenfahren	

Tab. 8: Zuordnung von Ausdauerdisziplinen in die verschiedenen Ausdauerbereiche (nach Grosser)

- **Langzeitausdauer III** (LZA III, Belastungsdauer 90 min und mehr) mit hoher Beteiligung des aeroben Fettstoffwechsels bei geringer Intensität.

Zum besseren Verständnis dieser Zusammenhänge führt die modifizierte Abbildung nach Harre mit einer Übersicht der einzelnen Ausdauerbereiche in Abhängigkeit von den motorischen Beanspruchungsformen Kraftausdauer, Schnelligkeitsausdauer, der Beanspruchungszeit und der Energie- und Substratbereitstellung (Abb. 40).
Die Zuordnung verschiedener Ausdauerdisziplinen in die einzelnen Klassifizierungsbereiche, Kurz-, Mittel- und Langzeitausdauer läßt sich an obiger Tabelle demonstrieren (Tab. 8).
Anmerkung: Diskutiert wird auch der Begriff der Langzeitausdauer IV (> 6 Std.), der mit seinen »Ultrastrecken« ein hohes Maß an Anforderungen an den Bewegungsapparat, die Psyche und die Organisation der Nährstoffaufnahme usw. stellt, z. B. 3fach-Triathlon, Trans-Amerika-Lauf usw.

anglauf	Biathlon	Rudern	Kanu, Kajak, Kanadier	Schwimmen
			500 m Da	100 m Kr, B, De, Rü, 200 m Kr, B, De, La
		1000 m 2000 m Einer, Achter	1000 m He	400 m Kr 400 m La 800 M Kr
ĸm Da ĸm Da ĸm He ffel)	7,5 km Staffel 10 km Einzel		10000 m He	1500 m Kr
ĸm He ĸm Da	20 km Einzel	10 km Langstrecken-Rudern		
ĸm He ĸm He ĸs-LL ca. 75 km				

Kurzcharakteristik einiger wesentlicher Ausdauerdisziplinen

(ohne Anspruch auf Vollständigkeit)

• Leichtathletische Laufdisziplinen

Mittelstreckenläufer benötigen eine gute aerobe, aber auch anaerobe Leistungsfähigkeit. Auf der 800-m-Distanz wird die Hälfte, auf der 1500-m-Strecke Dreiviertel des Energiebedarfs aerob, der Rest anaerob abgedeckt.

Langstreckenläufer ab 3000 m aufwärts nehmen den aeroben Energiehaushalt zwischen 80 und 100% in Anspruch. In einigen Phasen des Wettkampfes kommen auch anaerobe Mechanismen zum Tragen (z. B. Endspurt). Im Marathonlauf und 50-km-Gehen limitieren neben der aeroben Grundlage auch die Höhe der Energiespeicher (Glykogen) die Wettkampfleistung. D. h., ein noch so gut trainierter, aber brennstoffverarmter Athlet wird vorzeitig aufgeben müssen. Auch die Fähigkeit zur Fettverbrennung und die Ökonomie des Bewegungsablaufs stellen leistungsdeterminierende Faktoren dar.

- Radsport

Mit Ausnahme des Radsprints steht bei allen Radsportdisziplinen die aerobe Ausdauerfähigkeit im Vordergrund. Bei gleichen aeroben Voraussetzungen können ein ökonomischer Tritt und eine gute Milchsäuretoleranz die Erfolgsaussichten verbessern. Für die Teilnahme an langen Straßenkriterien ist eine prozentual hohe Fettverbrennung und eine beschleunigte Regenerationszeit Grundbedingung.

- Rudern

Rudern beansprucht nahezu die gesamte Körpermuskulatur und übt damit einen sehr hohen kreislaufwirksamen Reiz aus. Eine hohe aerobe Kapazität ist, zusammen mit guter Kraftentwicklung, die physiologische Basis für den Erfolg. Hinzu kommen gute Technik und anaerobes Standvermögen.

- Kanurennsport

Im Kanurennsport wird die obere Körperhälfte dynamisch, die untere statisch belastet. Für die olympischen Strecken über 500 und 1000 m gilt es – ähnlich wie für den Mittelstreckenlauf –, eine gute aerobe und anaerobe Kapazität zu haben. Vergleichbar mit dem Rudern spielen auch die Kraftentwicklung und eine gute Technik eine nicht unwesentliche Rolle.

- Schwimmen

Beim Schwimmen dominieren Technik und gute Kraftausdauereigenschaften der Arm- und Schultergürtelmuskulatur. Eine gute Grundlage ist deswegen unumgänglich und Voraussetzung für die schnelle Regenerationsfähigkeit nach anaerober Rennbelastung

- Skilanglauf

Durch die verschiedenen Stil- (klassischer und freier Stil) und Technikformen (Diagonalschritt, Grätschschritt, Abfahren, Doppelstockschub usw.) stellt der Skilanglauf eine sehr komplexe Sportart dar. In den letzten Jahren gewann sowohl in der klassischen wie auch in der freien Technik die Muskulatur der Arme und des Schultergürtels durch vermehrten Doppelstockeinsatz zunehmend an Bedeutung. Die enorme Wichtigkeit einer sehr guten allgemeinen Ausdauer ist bereits daran ersichtlich, daß die weltbesten Skilangläufer zu den Sportlern mit der höchsten maximalen Sauerstoffaufnahme gehören. Steile Streckenführungen und häufige Rhythmuswechsel erzwingen aber kurzfristig eine anaerobe Reaktionsform, so daß im Trainingsaufbau ebenfalls diese Form des Trainings, wenn auch in deutlich vermindertem Maß, berücksichtigt werden muß.

- Eisschnellauf

Während auf der 500-m-Strecke aerobe und anaerobe Fähigkeiten dominieren, nimmt das Verhältnis auf den längeren Distanzen, ähnlich wie

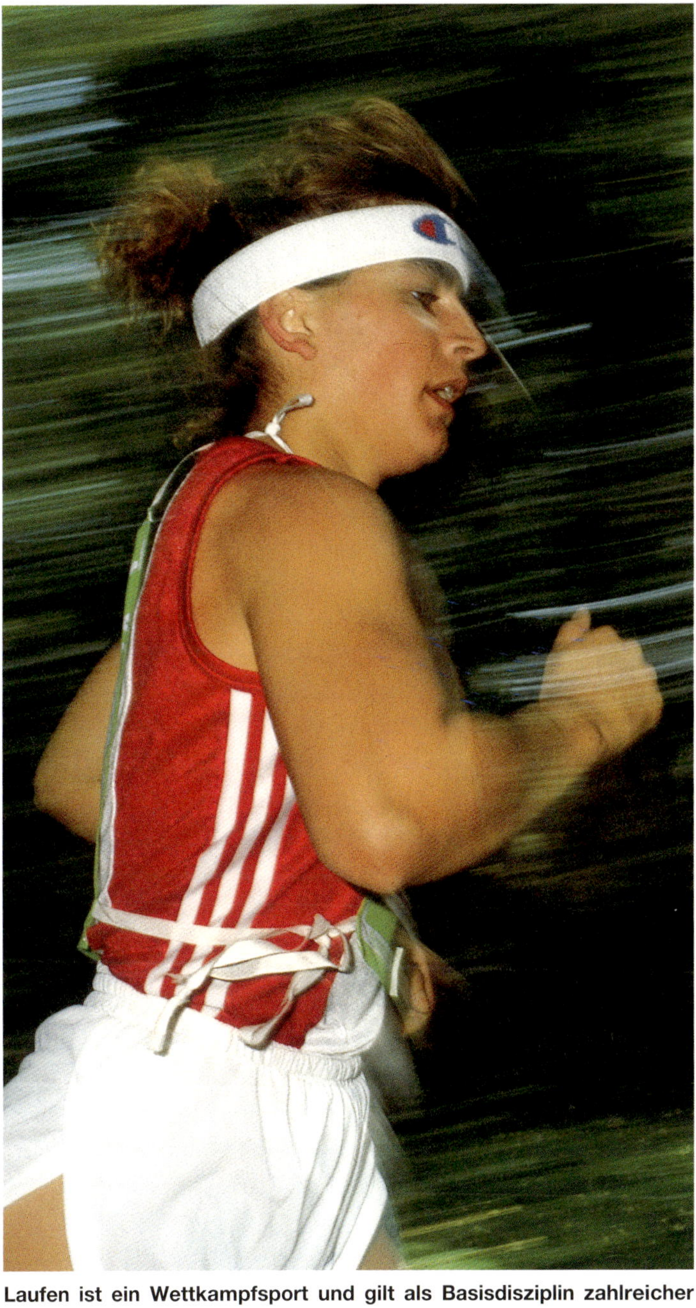

Laufen ist ein Wettkampfsport und gilt als Basisdisziplin zahlreicher Ausdauersportarten.

4

bei den Laufdisziplinen, eindeutig zugunsten der aeroben Kapazität zu. Ohne schwerpunktmäßiges Kraft- und Techniktraining sind Bestleistungen allerdings nicht erreichbar.

• Berglauf

Die noch junge Disziplin hat sich im Alpenraum von einer exotischen Randsportart bereits zu einer beliebten, wenn auch harten Laufveranstaltung gemausert. Aus der anfänglich nur aus Bergsteigern, alpinen und nordischen Skiläufern bestehenden Teilnehmerschaft hat sich im Leistungsbereich ein echtes Spezialistentum entwickelt. Der erfolgreiche Bergläufer besitzt nach persönlichen Untersuchungen folgende Eigenschaften: eine sehr gute aerobe Grundlage, die im Bereich eines Marathonläufers mit 2 Std. 20–30 min Endzeit liegen sollte, dazu eine gute anaerobe Kapazität mit guter Laktattoleranz und schneller Regenerationsfähigkeit. An psychischen Eigenschaften sind vor allem Wettkampfhärte und »Willensstoßkraft« gefragt. Aus biomechanischen Gründen sollte der Bergläufer sehr leicht und mit nicht allzu langen Unterschenkeln ausgestattet sein. Die Lauftechnik verschiebt sich im steilen Gelände von der Oberschenkelbelastung zum vermehrten Einsatz der Wadenmuskulatur.

Daß ein Bergläufer nur am Berg trainieren sollte, ist ein so häufig begangener Irrtum, daß es hier nochmals angesprochen werden soll: die aerobe Grundlage erwirbt man sich am besten im ebenen oder hügeligen Gelände. Erst dann sollte der Gang zum Berg erfolgen!

Eine weitere Besonderheit ergibt sich für **Ausdauersportarten mit häufigen Intensitätswechseln** infolge taktischer Manöver (z. B. 3000-m-Hindernis) oder geländebedingter Anpassung (z. B. Berglauf, Skilanglauf): In Kenntnis des Streckenprofiles bedeutet dies z. B. für den Bergläufer, daß er in steilem Gelände Milchsäurewerte eingehen kann, die deutlich über der anaeroben Schwelle liegen, falls anschließend eine flache oder abschüssige Streckenführung eine Erholung erlaubt. Zusätzlich zu der Möglichkeit der Erholung auf einer Abfahrt hat z. B. der Skilangläufer noch die Chance, von einer Muskelbelastung auf die andere überzuwechseln, d. h., von reiner Stockarbeit auf reine Beinarbeit und umgekehrt oder die zwei Fortbewegungssysteme gleichzeitig einzusetzen. Schwieriger hat es der Bahnläufer, der hohe Milchsäurewerte, entstanden aus taktischen Manövern (Zwischensprints) nur durch Temporeduktion oder verbesserte Milchsäuretoleranz oder schnellem Milchsäureabbau kompensieren kann. Diese und ähnliche Sportarten erfordern neben der beschriebenen hohen aeroben Kapazität auch anaerobe Fähigkeiten, um im Wettkampf bestehen zu können.

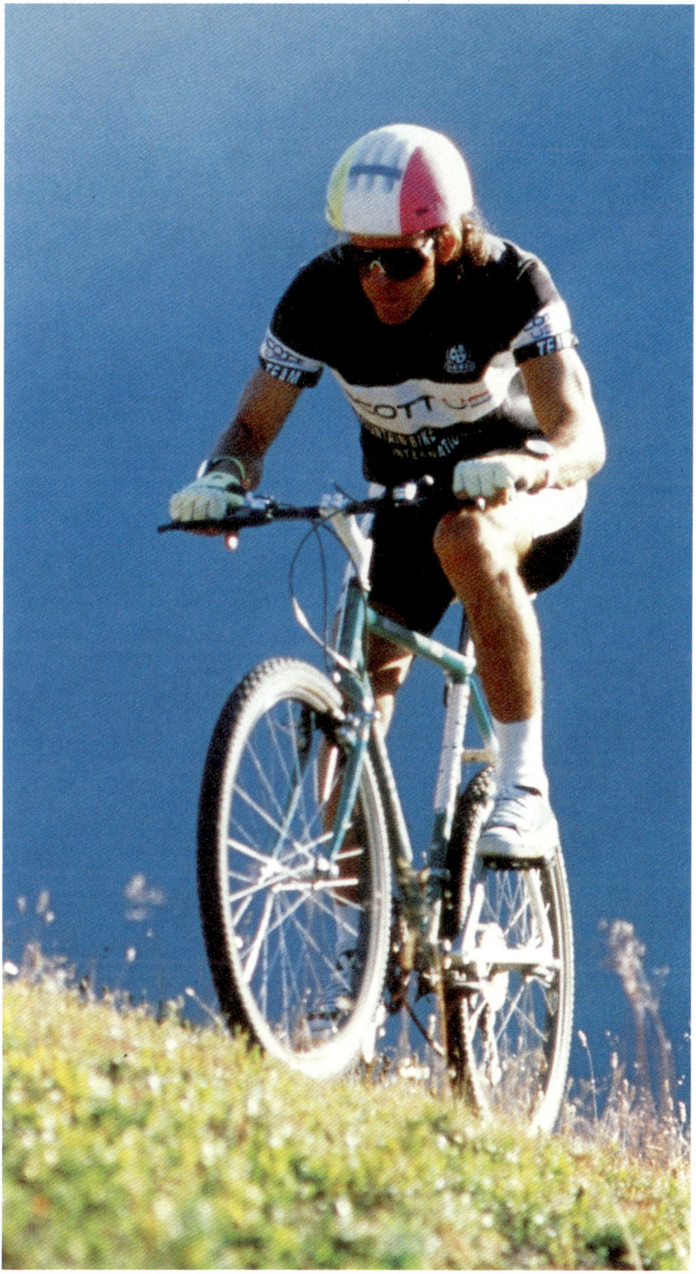

Mountainbikefahren – eine neue Herausforderung für das Training der Kraftausdauer.

4

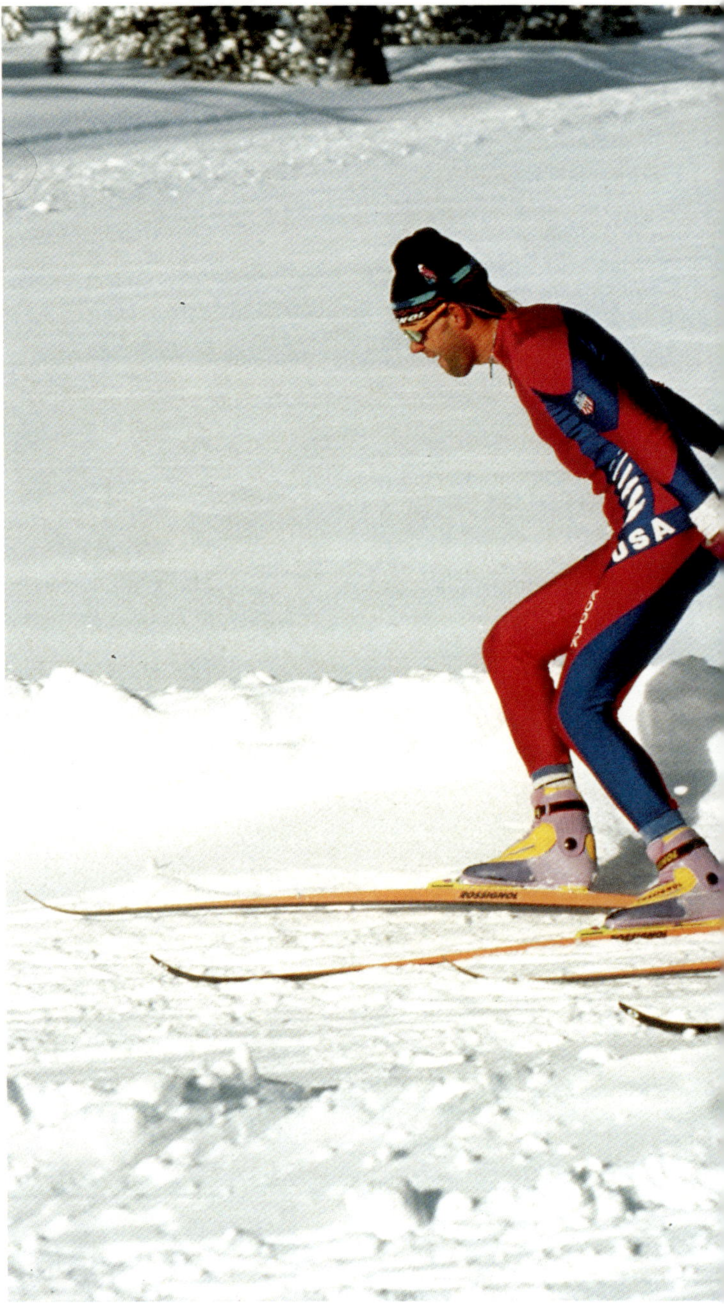

Skilanglauf ist die kraftvoll-ästhetische Winter-Ausdauersportart mit

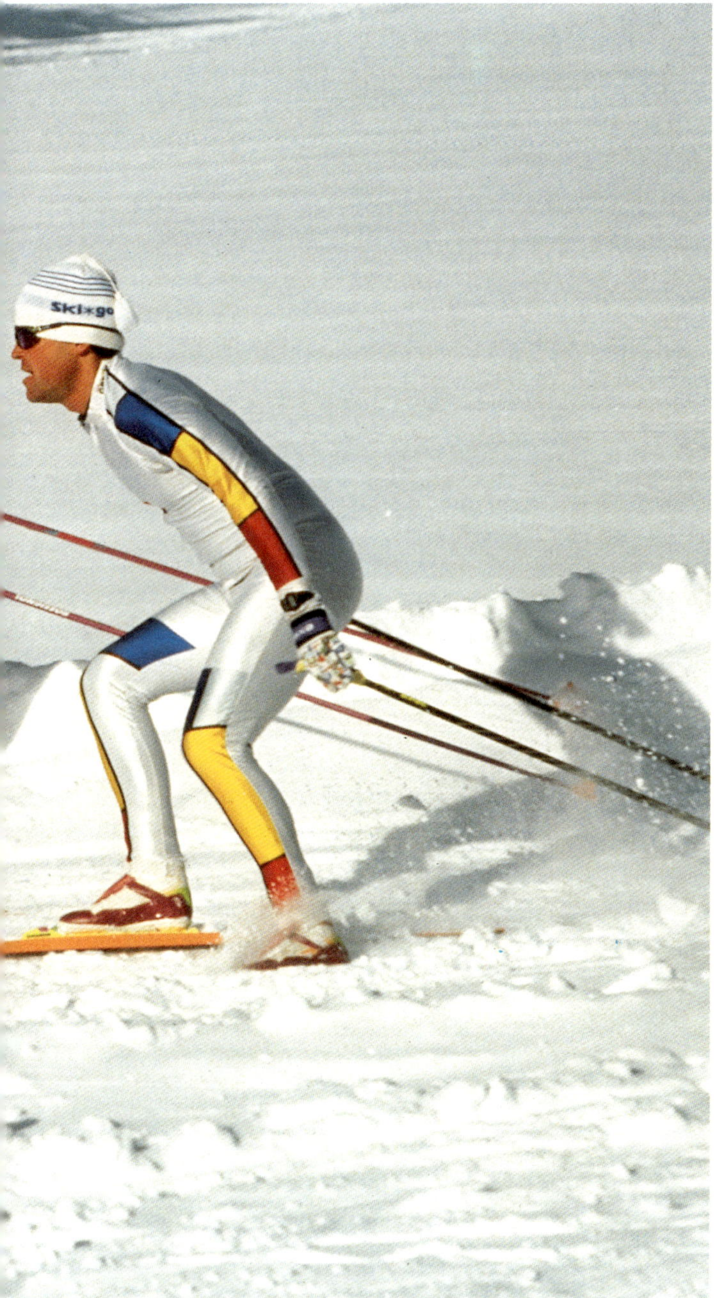

den höchsten Anforderungen an den Sauerstoffumsatz.

4

Als Beispiel für die starken Tempoabweichungen innerhalb eines Langstreckenlaufes sei die Teilstreckenanalyse des 10000-m-Endlaufes 1972 (Olympische Spiele) graphisch dargestellt (Abb. 41):

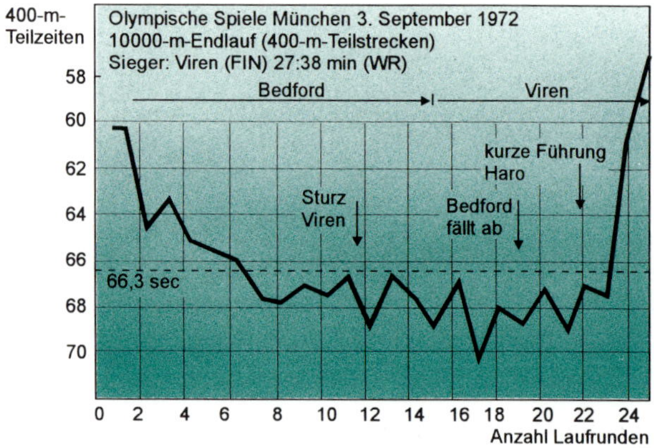

Abb. 41: 400-m-Teilzeiten beim 10000-m-Endlauf von München (Schäfer 1974)

Kapitel 5
Die richtige Ernährung

Allgemeine Richtlinien

Auch für den Ausdauersportler jeder Leistungsstufe gelten die allgemeinen Richtlinien einer gesunden Ernährung.

- **Vollwertige Mischkost bevorzugen**
Die Nahrungsmittel sollten, soweit möglich, naturbelassen (Obst, Gemüse, Weizenkeime usw.), jedenfalls frei von aggressiven Konservierungszusätzen und schonend zubereitet (z. B. Dämpfen, Dünsten, Garen in Folie und Tontopf) verzehrt werden. Eine breite Nährstoffpalette ist einseitiger Kost vorzuziehen, um möglichst alle Nahrungsbestandteile aufzunehmen.

- **Tierische Fette zugunsten pflanzlicher Öle reduzieren**
Da die Aufnahme von großen Mengen tierischen Fettes (Mastfleisch!) Krankheiten wie Arteriosklerose, Gallensteine, Übergewicht fördert, sind pflanzliche sogenannte ungesättigte Fettsäuren wie Sojaöl, Distelöl, Sonnenblumenöl zu bevorzugen. Der Ernährungsanteil der Fette sollte 30% nicht überschreiten. Die verbreitete Angst vor **Cholesterin**, das ebenfalls zu den tierischen Fetten gehört, ist allerdings nur beschränkt berechtigt: Cholesterin ist zwar einer der wichtigsten Arterioskleroserisikofaktoren, stellt aber andererseits einen unverzichtbaren Baustein für die Bildung von Nebennierenrinden-, Sexualhormonen, Vitamin D und Zellmembranen dar. Cholesterin wird im übrigen auch vom Körper selbst gebildet. Wissenschaftliche Untersuchungen zeigen, daß nur oxidiertes Cholesterin einen Risikofaktor darstellt, also Cholesterin, das durch Kontakt mit Luftsauerstoff bei verschiedenen Zubereitungsformen (Braten!) verändert wurde. Oxidiertes Cholesterin gilt es zu vermeiden, wir finden es in: Vollmilchpulver, Volleipulver, Gebäcke mit Butter und Milch, geriebenem Käse und Brat- oder Grillvorgängen mit tierischen Fetten. Im Zweifel und insbesondere, wenn familiäre Fettstoffwechselkrankheiten bekannt sind, kann eine laborchemische Abklärung (Gesamtcholesterin, HDL-Cholesterin = Schutzfaktor-Cholesterin, LDL-Cholesterin = Risikofaktor-Cholesterin) durch den Arzt Aufklärung über das individuelle Risiko bieten.

Bei normalem Blutfettverhalten empfiehlt es sich dagegen aus oben beschriebenen Gründen nicht, eine »cholesterinfreie« Diät einzuhalten, zumal es auch wissenschaftliche Hinweise gibt, daß sich bei bestimmten immunologischen Krankheiten, wie Tumoren, auffallend niedrige Cholesterinspiegel im Blut finden. Wie eingangs betont, sind ungesättigte Fettsäuren in pflanzlichen Ölen bei der Nahrungsaufnahme zu bevorzugen, sofern sie wie das hitzebeständige Olivenöl die essentielle Linolsäure und die einfach ungesättigte Ölsäure enthalten, die beide sogar krankhaft erhöhte Cholesterinwerte im Blut abzusenken vermögen.

Pflanzliche Fette vom Typ des Kokos- oder Palmfetts enthalten kaum ungesättigte Fettsäuren (10%) und können sogar den Cholesterinspiegel anheben.

Ein Übermaß an ungesättigten Fettsäuren kann schaden, da unter erhöhter Sauerstoffzufuhr (z. B. Ausdauersport) gerade die ungesättigten Fettsäuren vermehrt Peroxide und Radikale mit der Folge entzündlicher Reaktionen und Zellschädigungen bilden.

- **Raffinierten Zucker und Süßigkeiten soweit als möglich einschränken**

Abgesehen davon, daß große Mengen raffinierten Zuckers die Entstehung von Zuckerkrankheit, Gefäßerkrankungen, Übergewicht und Zahnkaries begünstigen, handelt es sich um sogenannte **leere Kalorien**, d. h., daß Vitamine, Mineralstoffe und Spurenelemente fehlen. Zuckeraufnahme über vollwertige Lebensmittel wie Obst, Getreide und Kartoffel zeigt diesen Nachteil nicht. Gegen das Zuckern des Espresso etc. ist im Normalfall aber nichts einzuwenden, wenn ansonsten die oben gegebenen Ernährungsempfehlungen beachtet werden.

- **Den Kochsalzanteil der Ernährung bewußt niedrig halten**

Die weitverbreitete Überschußaufnahme (15–25 g/Tag) von Kochsalz stellt einen der wichtigsten Kofaktoren für die Entstehung von hohem Blutdruck und Herzerkrankungen dar. Der tatsächliche Bedarf liegt durchschnittlich nur bei 3–5 g. Bei den im Leistungssport üblichen hohen Schweißraten mit Kochsalzverlust gleicht sich die oben angeführte, in Nahrungsmitteln versteckte Überschußaufnahme gerade aus. Eine zusätzliche Aufnahme von Kochsalz ist nur bei **Ultrabelastungen** erforderlich (z. B. 100-km-Läufe o. ä.)

- **Ballast-(schlacken-)reiche Nahrungsmittel zuführen**

Daß Darmkrankheiten wie Verstopfung, Hämorrhoiden, Divertikulose (Darmwandausstülpungen) und Krebs besonders in »Zivilisationskulturen« mit hochkalorischer schlackenarmer Kost, kaum aber bei »Primitivkulturen« mit niederkalorischer schlackenreicher Kost vorkommen, rechtfertigt bei aller kritischen Beurteilung dieser Zusammenhänge allein schon die Zufuhr von sogenannten Ballaststoffen. Sie sind für den Menschen unverdauliche Nahrungsbestandteile: z. B. Getreideschalen (Kleie, Leinsamen, Flocken) und Faserbestandteile in Gemüsen, Sala-

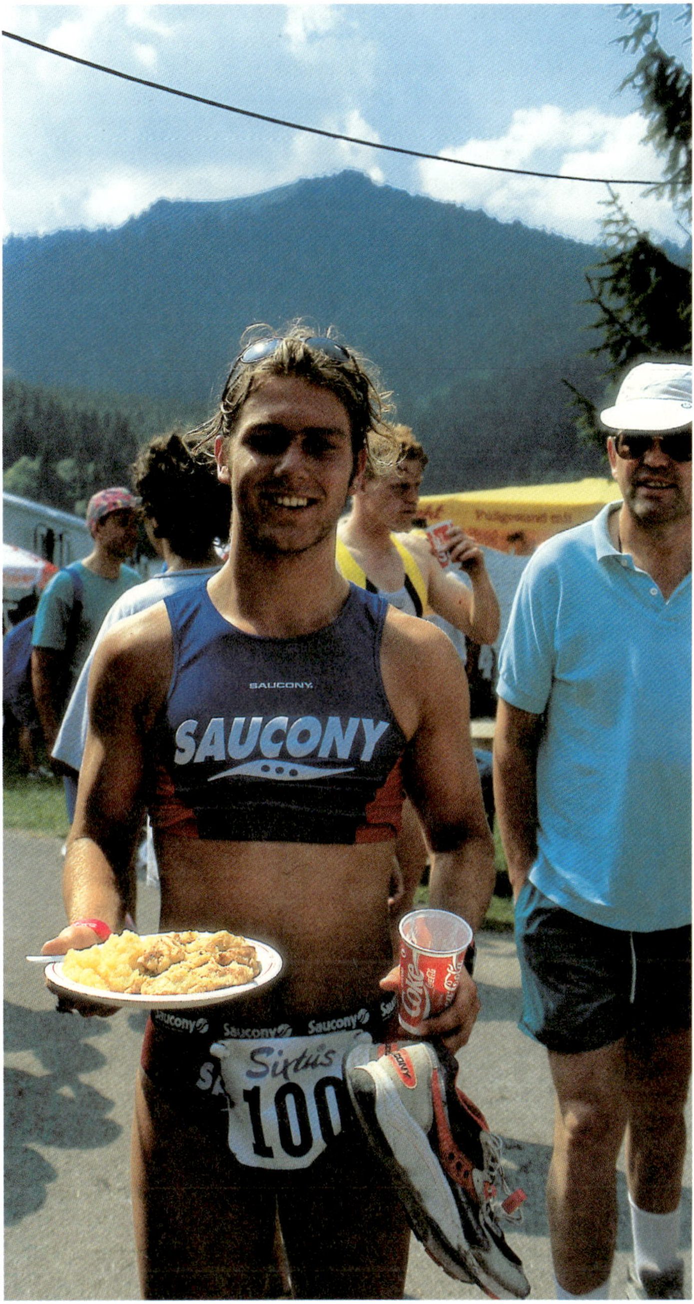

Ernährung nach dem Wettkampf – häufig ein Problem.

5

ten und Obst. Auf reflektorischem Weg (Darmfüllung) zügeln sie auch auf natürliche Weise übermäßigen Appetit. In einer vollwertigen Kost sind diese Ballaststoffe ohnehin enthalten.

- **»Genußgifte« in ihren Schädigungsmöglichkeiten richtig einschätzen**

Alkohol begünstigt konzentrationsabhängig sicher die Entstehung einer Fettleber und behindert unmittelbar nach dem Training genossen die Regeneration (anabole Hormone wie Testosteron werden in ihrer Ausschüttung behindert), trotzdem ist gegen eine situationsgerechte niederkonzentrierte und mäßige Aufnahme (Bier, Wein) selbst im Hochleistungssport nichts einzuwenden.
Nikotin birgt hier schon wesentlich größere Gefahren: vorübergehende und bleibende Gefäßverengungen, Krebsrisiko usw. Obwohl gegen ein gelegentliches »Pfeifchen« aus medizinischer Sicht allein keine Einwände bestünden, so ist doch die heutige Gesamtbelastung des Organismus mit potentiell krebserregenden Substanzen so groß, daß auch diese Gewohnheit zum Risiko wird. Im motivierten Ausdauersportbereich verbietet sich Nikotin: vorzeitige anaerobe Energieproduktion durch Gefäßverkrampfungen (Nikotin ist »stärkstes Gefäßgift«) wäre die unweigerliche Folge.

- Neben dem im Sport weniger gebräuchlichen Umgang mit Kau- und Schnupftabak findet sich insbesondere im Skilanglauf und Sprungbereich eine gefährliche Untugend, die von Athleten aus den Nordländern (Schweden, Norwegen, Finnland) in nachahmerischer Weise übernommen wurde, der Gebrauch von **Snus**. Es handelt sich hier um eine besondere, mit feinen Glassplittern durchsetzte Tabakmischung, die man portioniert zwischen Oberlippen- und Zahnfleischschleimhaut schiebt. Die Glassplitterbeigaben haben die Funktion der Schleimhautirritation, um eine verbesserte Aufnahme der Tabakbestandteile zu fördern.

Bedingt durch eine besondere Konstellation der Blutabflußverhältnisse und scheinbar auch der sensorischen Empfindung der Oberlippenschleimhaut ist eine direkte Hirnbeeinflussung möglich. Sie äußert sich in allgemeiner Belebung mit Schwinden subjektiver Ermüdungszeichen (Skilanglauf) und erhöhter Risikobereitschaft (Skispringen). Es handelt sich somit um eine Überlistung physiologischer Schutzmechanismen durch zentrale Stimulation. **»Snusen«** ist deshalb gefährlich und bewirkt erfahrungsgemäß nach längerem Gebrauch Abhängigkeit, auch das vermehrte Auftreten von Lippenkrebs wird in der nordländischen Medizinliteratur beschrieben.

Die wichtigsten Ernährungsbestandteile

Der menschliche Organismus setzt sich aus den verschiedensten Materialien zusammen, die für einen erwachsenen Organismus in nachfolgender Graphik dargestellt werden (Abb. 42):

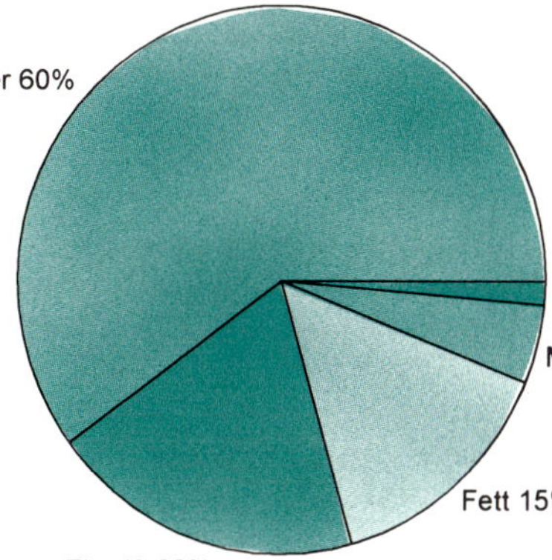

Abb. 42: Die Zusammensetzung des menschlichen Körpers

5

- **Die Kohlenhydrate**

Obwohl der prozentuale Anteil der Kohlenhydrate am Gesamtmaterialbestand des Körpers auffallend niedrig ist, gehören sie doch zu den wichtigsten Energiespendern (s. Kap. 2). Unter dem Sammelbegriff Kohlenhydrate versteht man verschieden lange Zuckerketten, die aus einzelnen Zuckermolekülen zusammengebaut sind:

- Einfachzucker (Monosaccharide): z. B. Traubenzucker (Glukose)
- Zweifachzucker (Disaccharide): z. B. Rohrzucker
- Mehrfachzucker (Oligosaccharide): z. B. in Energiedrinks o. ä. (in der üblichen Ernährung selten)
- Vielfachzucker (Polysaccharide): z. B. Stärke in Kartoffeln, Reis, Getreide, Nudeln

Bei der Nahrungsaufnahme werden die längerkettigen Kohlenhydrate in Einfachzucker zerlegt, resorbiert und je nach Bedarf in Energie umgewandelt oder in Muskel und Leber gespeichert. Die Speicherform der Zucker nennt man **Glykogen**. Sind bei überschüssiger Zuckeraufnahme (Süßigkeiten) und/oder geringem Zuckerabbau (Bewegungsmangel) die Glykogenspeicher voll, so wird der Kohlenhydratüberschuß in Fett umgewandelt: der Naschsüchtige wird fett, nicht süß!

In der Ernährung des Ausdauersportlers haben die Kohlenhydrate eine hervorragende Bedeutung: Da die Glykogenvorräte stark begrenzt sind, sie reichen z. B. bei einem Lauf an **der anaeroben** Schwelle maximal 50–60 min, besteht beim intensiven Training die permanente Gefahr einer vorzeitigen Entleerung mit Leistungseinbruch. Eine kohlenhydratreiche Ernährung nach Ausdauerbelastung erhöht die Glykogenspiegel im Muskel (Superkompensation) und verbessert damit indirekt die Ausdauerkapazität (weiteres s. praktische Ernährungstips für Ausdauersportler)

- **Die Fette**

Die sogenannten **Neutralfette**, eine Verbindung aus Glyzerin und Fettsäuren, dienen dem Körper in erster Linie als Energielieferant. Die Fettspeicher (Depotfett) in Muskel- und Unterhautgewebe sind so groß, daß sie auch bei schlanken Athleten nahezu unbegrenzt als Energiespender ausreichen. Aufgrund seiner trägen Abbaugeschwindigkeit mit hohem Sauerstoffverbrauch ist die Energieherstellung mittels Fettverbrennung vorwiegend für wenig intensive, umfangbetonte sportliche Leistungen geeignet. Durch Training (s. dort) kann der Anteil der Fettsäuren an der Verbrennung auch in höher intensive Bereiche verlegt werden, so daß die wertvollen und begrenzten Glykogendepots geschont werden (z. B. Marathon).
Allerdings ist der Fettabbau an geringe Mengen von Kohlenhydraten gebunden: »Fett verbrennt im Feuer der Kohlenhydrate.«
Da, wie bereits gehört, auch Kohlenhydratüberschuß in Fett umgewandelt wird, sollte die Ernährung des Ausdauersportlers möglichst **fettarm** zubereitet werden. Eine fettreiche Kost verringert den Wirkungsgrad der Muskulatur und damit ihre Leistungsfähigkeit.
Auf ihre krankmachende Wirkung wurde bereits eingangen, ebenso auf die Bedeutung des Cholesterins.

- **Die Eiweiße (Proteine)**

Sie setzen sich aus Aminosäuren zusammen und bilden die verschiedensten Eiweißstrukturen, die als Bausteine allen Lebens (ohne Eiweiß kein Leben!) sämtliche biochemischen Prozesse katalysieren (Enzyme), Transportfunktion innehaben (Bluteiweiß), Steuerfunktion übernehmen (Hormone) und als Abwehrstoffe fungieren (Immunkörper). Als Energielieferant besitzt Eiweiß nur eine untergeordnete Rolle: z. B. im Hungerzustand oder Übertraining.
Von den 22 verschiedenen Aminosäuren sind 8 für den Menschen essentiell, d. h., sie müssen mit der Nahrung zugeführt werden. Tierisches Eiweiß liegt in seiner biologischen Wertigkeit grundsätzlich höher als pflanzliches, da es mehr essentielle Aminosäuren enthält, dies heißt aber nicht, daß der Sportler, der hochwertiges Eiweiß zu sich nehmen will, unbedingt Fleisch essen muß. Durch Zugaben von Ei- und Milcheiweiß zu pflanzlichem Eiweiß läßt sich höchste biologische Wertigkeit erzielen. Eine rein vegetarische Kost ohne Ei und Milchprodukte führt im Kraftsport zwangsläufig, aber auch im Hochleistungsbereich des Ausdauersports zum Leistungsabfall. Die Haupteiweißlieferanten sind: Milch, Milchprodukte, Fleisch, Fisch, Eier, Hülsenfrüchte, Getreide, Kartoffeln und Reis.

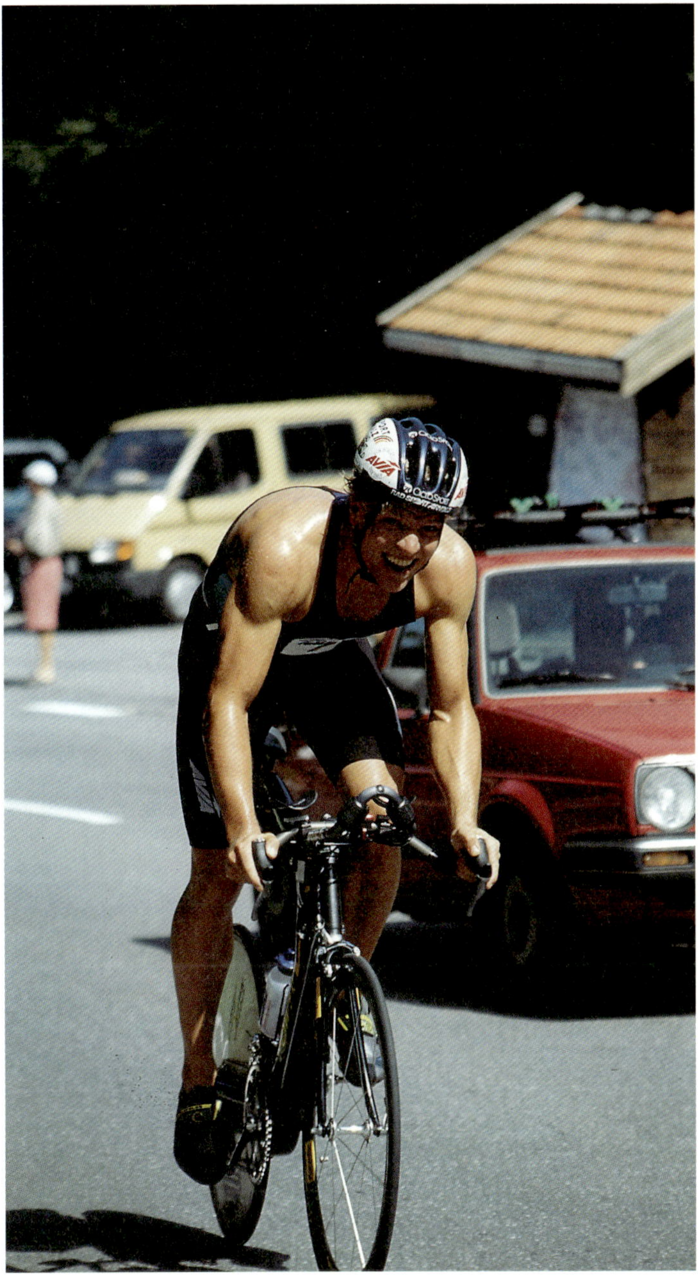

Ausreichend gefüllte Kohlenhydratspeicher sind Voraussetzung für eine gute Wettkampfleistung im Ausdauersport.

5

• Gerade der vermehrte Fleischverzehr birgt die Gefahr einer unerwünschten Fett- und Purinaufnahme, wobei letztere mit ihrem Abbauprodukt **Harnsäure**, einen weiteren unerwünschten Risikofaktor für Gicht, Nierensteine und Gefäßerkrankungen bildet. Hat es sich als notwendig erwiesen, im Ausdauersport einmal vermehrt Eiweiß aufzunehmen, so ist die Verwendung von fett- und purinfreien Eiweißkonzentraten vorzuziehen. So können intensive Trainingsformen mit hoher Kraftkomponente (Mittelstreckenbereich), lange, muskelverschleißende Wettkämpfe (z.B. Marathon), Rekonvaleszenzphasen nach längerer Krankheit oder »exotische Eßgewohnheiten« im Ausland diese Notwendigkeit erzwingen.

• **Die Vitamine**

Die Vitamine sind in winzigsten Mengen für den ungestörten Ablauf der meisten Stoffwechselfunktionen unentbehrlich, sie selbst liefern keine Energie. Sie müssen, da sie der menschliche Organismus nicht vollständig synthetisieren kann, von außen zugeführt werden. Hauptlieferanten sind Getreide, Obst, Gemüse, Hefe, Milch, Fisch und Fleisch. Die sportliche Leistungsfähigkeit läßt sich durch Überschußgaben von Vitaminen nicht verbessern, was häufig nicht bekannt ist. Nach ihrem Lösungsverhalten im Organismus unterscheidet man **fettlösliche Vitamine** (A, D, E, K) und **wasserlösliche Vitamine** (B_1, B_2, B_6, B_{12}, Folsäure, Pantothensäure, Niacin, Biotin, C).

Durch erhöhten Verbrauch bei verminderter Zufuhr können sich im Ausdauersport Engpässe bei den Vitaminen B_1, B_2, Niacin und C ergeben, die aber auch ohne Vitamintabletten behoben werden können, wenn man folgenden Forderungen Beachtung schenkt:

- vollwertige Nahrungsmittel verwenden,
- einen Großteil der Nahrung ungekocht verzehren, z.B. Obst, Salat, Rohkostgemüse usw., denn Vitamine sind sehr thermolabil, d.h., sie können durch die üblichen Kochverfahren beschädigt bzw. zerstört werden.

Die unkritische Einnahme von Vitaminpräparaten ist zwar nach medizinischer Denkweise abzulehnen, aber harmlos; ausgenommen Vitamin A und D, die in höheren Dosen giftig sind (z.B. Augen-, Leberschäden und Haarausfall). Ein gewisser Vorteil liegt zweifelsohne in einer autosuggestiven Wirkung.

• **Die Mineralstoffe und Spurenelemente**

Die Mineralstoffe und Spurenelemente sind anorganische Verbindungen, die man nur aufgrund ihres täglichen Bedarfs in zwei Gruppen geteilt hat; liegt er über 100 mg/Tag, spricht man von Mineralstoffen, unter 100 mg/Tag von Spurenelementen.

Mineralstoffe sind Natrium, Chlor, Kalium, Phosphor, Calcium, Magnesium und Silicium. Da sie meist als elektrisch geladene Teilchen vorliegen, werden sie auch Elektrolyte genannt. Sie sind an allen elektrischen Vorgängen (Muskelkontraktion, Nervenleitung) und an den meisten Stoffwechselprozessen beteiligt.

Spurenelemente sind Zink, Eisen, Mangan, Kupfer, Jod, Fluor und Selen. Ihre genaue Bedeutung ist noch unvollständig geklärt. Erforderlich sind sie sicher im Bereich der Enzymwirkung, bei der Blutbildung (Eisen, Kupfer), der Schilddrüsenhormonbildung (Jod) und im Immun- und Reparationssystem (Selen, Zink).

Trotz ausgewogener Ernährung kann es im Ausdauerbereich bei folgenden Stoffen zu Mangelerscheinungen mit entsprechender Symptomatik kommen:

Kaliummangel:

Symptome:
- Muskelschwäche
- Unlustgefühl

Ursachen:
- Kaliumverlust durch hohe Schweißraten
- meist zusätzliche Durchfallerkrankung mit Kaliumverlust über wäßrige Stühle
- falsche kaliumarme Ernährung

Behandlung:
- kaliumreiche Kost (Bananen, Aprikosen, Dörrobst, Bohnengerichte etc.)
- spezielle kaliumangereicherte Elektrolytgetränke oder Tabletten.

Die üblichen Elektrolytgetränke verhindern nur eine Elektrolytstörung, eine Behandlung ist damit nicht möglich: gleiches gilt für Magnesium.

Magnesiummangel:

Symptome:
- Neigung zu Muskelhärten oder Krämpfen
- Zittern
- vegetative Labilität

Ursachen:
- Magnesiumverlust durch hohe Schweißraten (Magnesiumkonzentration im Schweiß entspricht der im Blut!)
- allgemeine Magnesiumverarmung der Nahrungsmittel durch falsche Bedüngungspraktiken

Behandlung:
- ein laborchemisch festgestellter Magnesiummangel ist immer mit hochdosierten Magnesiumpräparaten (300 mg pro Tag) zu behandeln, normale Elektrolytgetränke genügen nicht
- magnesiumreiche Kost, soweit möglich (Nüsse, Hefe, Blattgemüse).

Beachten Sie: Ein blutchemisch gesicherter Magnesium- oder Kaliummangel deutet immer auf eine Verarmung des gesamten Körpers an dem entsprechenden Mineralstoff hin, da das physiologische Verteilungsverhältnis in der Körperzelle 15–30mal höher ist als im Blut, und hier ein Mangel noch mehr zum Tragen kommt. Im Hochleistungsbereich erfordert schon ein Blutmagnesiumspiegel im un-

5

teren Normbereich – auch in Anbetracht der relativ ungenauen Bestimmungsmethoden – eine Magnesiumsubstitution.

Eisenmangel:

Symptome:
- Müdigkeit
- Leistungsknick

Ursachen:
- fast ausschließlich bei jugendlichen Hochleistungsausdauersportlerinnen, infolge Zusammenwirken von mehreren schleichenden Blutverlusten und erhöhtem Eisenumsatz:
- Regelblutung
- Verluste über Schweiß
- mechanische Schädigung der roten Blutkörperchen durch »Zertreten« auf harter Laufbahn (Hämolyse)
- erhöhter Eisenumsatz im Ausdauerbereich und in der Pubertät

Behandlung:
- nach Sicherung der Diagnose mittels Labortest (im Zweifelsfall immer Ferritin-Bestimmung ≙ Eisenspeicher) zweiwertige Eisenpräparate in Kapsel- oder Brauseform, **keine Injektionen**.

Zinkmangel:

Symptome:
- Appetitlosigkeit
- Wundheilungsstörung

Ein vermehrter Zinkumsatz ist im Ausdauersport gesichert. Eine zinkhaltige Kost ist anzuraten (z.B. grüne Erbsen, Fisch, Salat, Orangen). Eine Substitutionsbehandlung sollte vorwiegend über Hefepräparate durchgeführt werden, um Intoxikationen zu umgehen. Gleiches gilt für Selen (s.u.); höherdosierte Präparate nur nach ärztlicher Anweisung.

Selenmangel:

Symptome:
- gehäufte Infekte
- Überlastungsschaden-Neigung
- Trophische Störungen Haut- und Hautanhangsgebilde

Eine besondere Bedeutung kommt dem Selen auf dem Gebiet der Immunologie zu, hier zeigt sich ein positiver Einfluß auf Infekt- und Tumorabwehr. Leider sind die Böden (ähnlich wie bei Magnesium) stark selenverarmt. Größere Mengen finden sich noch in der Hefe und in Hefeprodukten.

- **Der Wasserhaushalt**

Der Wasserbedarf richtet sich grundsätzlich nach den Wasserverlusten über Harn, Stuhl, Schweiß und Atmung. Im Ausdauersport ist der Wasserumsatz besonders hoch, so können im Marathonbereich ohne weiteres bei mittleren Umgebungstemperaturen bis zu 4 Liter über

Schweiß und Atmung verlorengehen. Bei einem Wasserdefizit sinkt die Leistungsfähigkeit, so daß im Gegensatz zur früher vorherrschenden Meinung, während der Ausdauerbelastung dürfe nichts getrunken werden, sogar die Flüssigkeitszufuhr innerhalb einer längeren Ausdauerbelastung empfohlen wird. Da die Wasserverluste über den Schweiß immer mit Elektrolytverlusten (Kalium, Magnesium, Natrium, Chlorid, Calcium und Phosphor) einhergehen, wäre es auf Dauer völlig falsch, nur reines Wasser – wie mancherorts empfohlen – nachzufüllen. Infolge des Verdünnungseffektes würde die Blutelektrolytkonzentration weiter absinken und im Extrem eine »Wasservergiftung« eintreten. Aus diesem Grund haben sich die sogenannten »Mineraldrinks« in isotonischer (lösungsgleicher) oder sogar aus Resorptionsgründen leicht verdünnter Form hervorragend bewährt: Wasser und Elektrolyte werden auf physiologische Weise ersetzt. Ersatzweise zeigt auch die Mischung von gepreßtem Orangensaft mit Mineralwasser im Verhältnis 1:1 einen guten Effekt. Empfehlenswert sind auch mineralreiche Obst- und Gemüsesäfte, wasserreiche Früchte (Äpfel, Orangen usw.) und Suppen. Bier oder Wein sind wegen ihres Alkoholgehaltes untauglich, da sie nicht nur die Regenerationsfähigkeit des Organismus behindern, sondern sogar die Wasserausscheidung über den Urin fördern und somit das Wasserdefizit erhöhen! Die Höhe des Wasserverlustes läßt sich aus der Gewichtsabnahme ersehen: 1 kg = 1 Liter Wasser. Die Farbe des Urins kann als Kontrolle für den ausreichenden Flüssigkeitsersatz bewertet werden: goldgelb entspricht einem ungenügenden, hellgelb einem genügenden Ersatz. Die kontinuierliche Überwachung und Supplementierung des Mineralstoff- und Flüssigkeitshaushaltes ist vor allem im Leistungsbereich wichtig. Im Breitensportbereich sind keine speziellen Zubereitungen notwendig (z.B. Mineraldrinks), allerdings schaden sie auch nicht, wie häufig angenommen.

Praktische Ernährungstips für Ausdauersportler

Erfahrungsgemäß fällt dem Laien das sportpraktische Umsetzen der ernährungswissenschaftlichen Grundlagen schwer, deshalb seien einige praxisbezogene Hinweise erlaubt:

Die Abschwächung des biologischen Leistungstiefs durch zeitgerechte Nahrungszufuhr

Grundsätzlich unterliegt der menschliche Organismus im Verlauf eines Tages gewissen Leistungsschwankungen, die durch eine »innere Uhr«, dem biologischen Tagesrhythmus, bestimmt sind (s. Abb. 43).
Zum Zeitpunkt der hohen oder höchsten Leistungsbereitschaft besteht ein hoher hormoneller Aktivitätsgrad. Das Mittagstief zeichnet sich durch einen Abfall der ergotropen (Aktivitäts-)Hormone mit Absinken der Mobilisierungsfähigkeit des energetischen Grundpotentials aus.
Leicht verdauliche kohlenhydratangereicherte »Snacks« können das ergotrope Potential erhöhen. Umfangreiche belastende Mahlzeiten mit

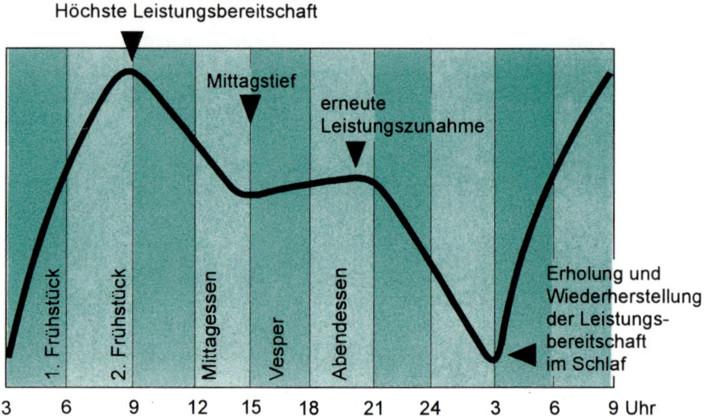

Abb. 43: Die Leistungskurve und die günstigsten Zeiten der Nahrungsaufnahme

anschließender vagotoner Reaktion (Ruhehormon) erniedrigen die Leistungsbereitschaft für 2–4 Std.
Durch zeitgerechtes Ansetzen der Mahlzeiten, wie in der Graphik gezeigt, lassen sich nachfolgende Leistungstiefs abschwächen: so wird z. B. durch ein zweites Frühstück um 9 Uhr der Leistungsabfall am Mittag gemindert. Dies ist wichtig, da z. B. viele Wettkämpfe um die Mittagszeit gestartet werden. Das Mittagessen selbst sollte allerdings nicht zu üppig sein, um den nachmittäglichen Leistungsanstieg nicht zu behindern usw. Das erste Frühstück sollte ca. 20%, das zweite 15%, das Mittagessen 25%, die Zwischenmahlzeit 15% und das Abendessen 25% des Tagesenergiebedarfs decken.

Die Basisernährung in der Trainingsphase und in der Wettkampfperiode

Prinzipiell sollten hier die Mahlzeiten **kohlenhydratreich** und **fettarm** sein. Der **Eiweißgehalt** richtet sich nach der Höhe des Krafteinsatzes: In direkter Abhängigkeit von der Intensität der Trainingsphase sollte auch die Zufuhr biologisch hochwertigen Eiweißes sein: während im Grundlagenausdauertraining 1,5–2 g/kg Körpergewicht ausreichen, liegt im intensiven Ausdauertraining und während der Wettkampfperiode der Eiweißbedarf bei 3 g/kg Körpergewicht, um den erhöhten Umsatz an Muskeleiweiß, Enzymen und Hormonen auszugleichen, ohne die Immunlage zu schwächen.
Die kohlenhydratreiche Ernährung dient dem Ersatz von Brennmaterial und dem weiteren Ausbau der Glykogenvorräte. Verminderte Zufuhr oder zu großer Raubbau können Unterzucker, auch »Hungerrast« genannt, verursachen. Es handelt sich dabei um einen unangenehmen Zustand mit Schwindel, Übelkeit, Schweißausbruch und Heißhungergefühl, der schlimmstenfalls bis zu vorübergehender Bewußtlosigkeit

Geeignete Nahrungsmittel		Weniger geeignete Nahrungsmittel
Mischbrot, Knäckebrot, Grahambrot, Brötchen, Toast	Brot	Frisches Brot, grobes Vollkornbrot
Biskuit, Zwieback, Honigkuchen, Reiskuchen, Früchtebrot ohne Nüsse	Backwaren	Frische, und fettreiche Backwaren, z. B. Blätterteig, Pasteten, in Fett Ausgebackenes
Gekochte Kartoffeln, Kartoffelpüree, Kartoffelklöße aus gekochten Kartoffeln, fettarme Kartoffelgerichte	Kartoffeln	Kartoffelsalat mit Mayonnaise, stark geröstete Bratkartoffeln, Kartoffelpuffer, Chips, Pommes frites
Reis, Nudeln, Grieß, Cornflakes, Weizenkeime, Vollkornflocken, z. B. Hafer- und Weizenflocken	Nährmittel	Alle Nährmittel in fettreicher und stark gewürzter Zubereitung
Bienenhonig, Topigran, höhermolekulare Kohlenhydrate (Oligosaccharide)	Zucker	Traubenzucker, Süßigkeiten aller Art (z. B. Schokolade, Pralinen)
Fettarme Fleisch- und Gemüsebrühen, Instant-Suppen	Suppen, Saucen	Fette Brühe, Mayonnaisen, Mehlschwitzen
Kopfsalat, Chinakohl, Tomaten, junge Kohlrabi, junge Erbsen, Möhren, Spargel, Schwarzwurzeln, Blumenkohl	Salat, Gemüse	Gurkensalat, Hülsenfrüchte, grobe Kohlarten, Zwiebeln (roh oder in Fett gebräunt)
Birnen und Äpfel (evtl. geschält), Orangen, Grapefruit, Kompott, Apfelmus, Trockenfrüchte	Obst	Unreifes Obst, rohe kernreiche Obstsorten, z. B. Pflaumen, Stachelbeeren, Johannisbeeren
Mageres Fleisch in fettarmer Zubereitung, gedünstetes Fischfilet, Geflügel gekocht, z. B. Ragout	Fleisch, Fisch, Geflügel	Mett- und Bratwurst, Eisbein, paniert Gebratenes, Fischkonserven, alle fettreichen Fleischsorten
Fettarme Milch, Joghurt, Speisequark bis 20% i. Tr., Hartkäse bis 30% Fett i. Tr.	Milch, Milchprodukte	Stark gewürzte und sehr fettreiche Käsesorten
Schinken ohne Fettrand, Corned beef, Geflügelwurst, deklarierte fettreduzierte Wurst, z. B. magere Leberwurst	Aufschnitt	Jede Wurst mit hohem Fettgehalt, z. B. Salami, Cervelatwurst, Teewurst
Weiche oder verlorene Eier, Eierstich, leicht überbacken, z. B. im Auflauf, ohne Fett gestocktes Rühr- oder Spiegelei	Eierspeisen	Hartgekochte, z. B. Eiersalat mit Mayonnaise

Tab. 9: Geeignete und weniger geeignete Nahrungsmittel für die letzten Tage vor einem Ausdauer-Wettkampf (nach Breuer)

und Krampfanfall führen kann. Durch Zufuhr von Zucker ist er sofort behebbar. Gesünder erscheint es allerdings, vernünftig zu trainieren und zu essen.

- **Ernährung in der Vorwettkampfphase**

Ernährungsprinzip stellt die weitere Erhöhung der Kohlenhydratzufuhr bei fast gänzlicher Fett- und Eiweißeinschränkung mit dem Ziel einer maximalen Auffüllung der Glykogenspeicher dar. Da für den Glukoseeinstrom in die muskulären Glykogenspeicher auch vermehrt Kalium und Wasser benötigt werden, ist für eine entsprechend hohe Zufuhr dieser Nahrungsbestandteile Sorge zu tragen. Als Folge der vermehrten Wasseraufnahme ist eine Gewichtszunahme um 1–2 kg, je nach Ausgangslage, feststellbar. Unsachgemäße Auswahl der Nahrungsmittel kann das Prinzip der Superkompensation der Glykogenspeicher in der Vorwettkampfphase stören. Eine Unterscheidung nach geeigneten und weniger geeigneten Nahrungsmitteln (nach R. Breuer) zur Erleichterung der Auswahl ist in Tabelle 9 a aufgeführt.
Eine besonders hohe Aufnahmefähigkeit der Glykogenspeicher kann erreicht werden, wenn man bis 5 Tage vor dem Wettkampf das Abschlußtraining intensiv gestaltet, um dann die dabei völlig entleerten Energiespeicher 4 Tage lang mit kohlenhydratreicher Ernährung vermehrt zu füllen. Ähnlich verhält sich auch die sogenannte Saltin-Diät, die bis 7 Tage vor dem Wettkampf die Glykogenspeicher entleeren läßt, 3 kohlenhydratfreie, aber eiweißreiche Tage anschließt, um dann in den verbleibenden 4 Tagen eine maximale Superkompensation mittels Kohlenhydraten zu erreichen. Diese »Trick-Diät« wird aber relativ selten angewandt, da sie doch einige Gefahren birgt: z. B. ein Training im glykogenverarmten Zustand, das sich wiederum ungünstig auf Zellstrukturen und Körperabwehr auswirkt.

- **Ernährung am Wettkampftag**

Die letzte Mahlzeit sollte etwa **2–3 Std. vor dem Start** zurückliegen und überwiegend aus leicht verdaulichen langkettigen Kohlenhydraten bestehen, z. B. Müsli mit Bananen und Äpfeln etc. Nüchtern an den Start zu gehen, nimmt die Chance der vollen Leistungsentwicklung und birgt die Gefahr des Unterzuckers. Bis 30 min vor dem Start können auch geringe Mengen (100–200 ml) eines Oligosaccharide enthaltenden Getränks aufgenommen werden. Vor Traubenzuckereinnahme vor und zu Beginn des Wettkampfes ist zu warnen, da durch die äußerst schnelle Resorption plötzlich sehr hohe Blutzuckerspiegel entstehen, die der Körper mit einer genauso vehementen Gegenregulation in Form einer massiven Insulinausschüttung beantwortet, die den Blutzucker übermäßig senkt. Gemeinsam mit der folgenden Ausdauerbelastung besteht die Möglichkeit eines weiteren Absinkens des Blutzuckers unter den für das Gehirn kritischen Bereich; Unterzucker mit den bereits beschriebenen Symptomen ist die Folge.

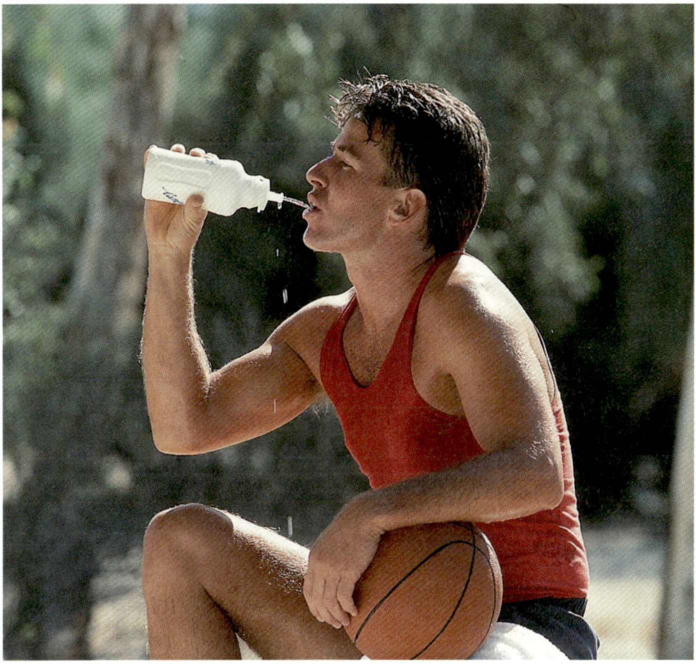

An besonders heißen Tagen ist ein »Vortrinken« vor Training und Wettkampf ratsam.

5

- **Ernährung während des Wettkampfes**

Dauert ein Wettkampf über zwei Stunden, gewinnt die Wettkampfverpflegung zunehmende Bedeutung. Hier sollte insbesondere bei hohen Außentemperaturen Getränken mit Oligosacchariden der Vorzug gegeben werden. Auch Fruchtschnitten o. ä. sind angenehm im Verzehr, während trockene Energieriegel eher Widerwillen aufkommen lassen.

- **Ernährung nach dem Wettkampf**

Direkt nach dem Wettkampf besteht wenig Appetit, deshalb empfiehlt sich zunächst der rasche Flüssigkeits- und Elektrolytersatz mit den erwähnten Mineralgetränken, am besten mit Oligosaccharid- oder Maltodextrinzusatz. Im weiteren Verlauf bieten sich leicht verdauliche Kohlenhydrate wie Teigwaren, Kartoffel- und Reisgerichte an. Zum Nachtisch eignet sich frisches Obst.

- **Nährstoffkonzentrate**

Die derzeit auf dem Markt befindlichen Nährstoffkonzentrate seriöser Firmen sind durchaus sinnvoll, da sie bei großer Nährstoffdichte und kleinem Packvolumen eine **gezielte Ergänzung** des sportartspezifischen Bedarfs sogar auf dem Sportplatz oder im Ausland ermöglichen. Einen Ersatz für eine gesunde Mischkost bieten sie allerdings nicht.

Im wesentlichen handelt es sich um:
- Eiweißkonzentrate in Pulverform oder als Aminosäuren-Getränk → in Zeiten erhöhter Kraftbelastung
- Kohlenhydratpräparate angereichert mit Kalium und Vitaminen → zur raschen Kohlenhydratsuperkompensation nach Belastung
- Kohlenhydrat-Mineralstoffpräparate → während langer Ausdauerbelastungen
- Regenerations- und Aufbaupräparate mit Kohlenhydraten, Eiweiß, Mineralstoffen und Vitaminen → in der Rekonvaleszenz nach Erkrankungen oder bei schlechten Ernährungsbedingungen.

- **Antioxidantien**

Neben all den positiven Auswirkungen, die der Ausdauersport für die verschiedenen Organsysteme bietet (s. Kapitel 1), ist der Ausdauersportler doch auch vermehrt gewissen Gefahren ausgesetzt, wie vermehrter **UV-Strahlung** und **oxidativem Streß**. Hierbei entstehen kurzlebige, aber hochreaktive Stoffwechselzwischenprodukte, sog. freie Radikale, die die Körperzellen und -strukturen angreifen und schädigen können (Zellalterung, Überlastungsschäden, Immunsuppression). Die Vitamine **C, E** und β-**Carotin** (Vorstufe von Vit. A) und die Spurenelemente **Selen** und **Zink** schützen die Zelle vor diesen freien Radikalen. Die regelmäßige Einnahme eines entsprechenden Kombinationspräparates ist für den **Ausdauersportler empfehlenswert!**

Die sogenannten leistungssteigernden Substanzen

Blütenpollen und Gelée Royale:

Sowohl dem feinen Blütenstaub mit seinen zahlreichen biologischen Aktivstoffen, wie auch dem von jungen Bienen für ihre Königin erzeugten Futtersaft schreibt man regenerationsfördernde wie auch leistungssteigernde Wirkung zu. Obwohl nach subjektivem Empfinden vieler Leistungssportler diese Beurteilung voll zutrifft, konnte sie im Doppelblindversuch nicht signifikant bestätigt werden.

Ginseng:

Das Extrakt aus der Ginseng-Wurzel soll über eine zentrale Stimulation die Leistungsbereitschaft erhöhen und die Regenerationsphase nach intensiver sportlicher Belastung verkürzen. Die Untersuchungen und Berichte hierüber sind so widersprüchlich, daß eine definitive Beurteilung für den Sport nicht möglich ist.

Coffein:

Coffein fördert den Abbau von Fetten unter Schonung der Kohlenhydrate, aktiviert aber unphysiologisch die Herzkreislaufaktivität. Inwieweit sich diese Effekte aufheben, ist umstritten. Coffein ist auch das einzige Dopingmittel, das konzentrationsabhängig im Urin bewertet wird: nur höhere Konzentrationen fallen unter das Doping-Gesetz.
Die Kombination von Coffein mit Taurin (»Stiergalle«) bringt eine derzeit noch unübersichtliche Problematik (zentrale Wirkung?). Flügel sind noch keinem gewachsen.

Mono-L-Arginin-L-Aspartat:
Diese bereits mehrfach im Doppelblindversuch getestete Substanz scheint auf dem Weg der Stoffwechselaktivierung die aerobe Energiebereitstellung zu beschleunigen und über Anregung des Wachstumshormons die Regeneration zu intensivieren.

L-Carnitin:
Die aminosäuren-ähnliche Substanz ist im Hinblick auf eine Leistungssteigerung höchst umstritten. Im Immunsystem scheint sie allerdings eine wichtige Rolle zu spielen.

Wirkstoffkombination aus Vitamin E, Kalium, Magnesium, Kieselsäure und Hypericin:
Die Dynamik dieser Rezeptur, die unter anderer Indikation bereits seit Jahren auf dem Markt ist, zeigt in einigen Veröffentlichungen eine Verbesserung der allgemeinen Regenerationsfähigkeit des Organismus nach intensiver sportlicher Belastung. Welche physiologischen Systeme damit angesprochen werden sollen, ist nicht endgültig geklärt. Meiner persönlichen Ansicht nach besteht keine wissenschaftlich eindeutige Absicherung.

Kreatin:
Die Zufuhr von Kreatin hebt individuell unterschiedlich die Kraftfähigkeiten (anaerobe alaktazide Kapazität); für den Ausdauerbereich ist derzeit keine Leistungssteigerung bekannt und zu erwarten.

5

Dopingmittel:
Anabole Hormone (Testosteronabkömmlinge) wirken indirekt über eine Verbesserung und Verkürzung der Regenerationszeit leistungssteigernd.
Blutdoping bzw. die Gabe des blutbildenden Nierenhormons *Erythropoetin* bewirken über eine vermehrte Sauerstofftransportkapazität eine signifikante Leistungszunahme im Ausdauerbereich.
Als Dopingmittel sind sie unter dem Gesichtspunkt des *fair play* und wegen *gesundheitsgefährdender Nebenwirkungen* abzulehnen.

Diese kurze Auswahl aus zahlreichen »Geheimrezepten« zeigt hoffentlich die Problematik der leistungsverbessernden Substanzen auf. Sie bewegt sich zwischen Mystik und Wissenschaft, häufig sind die Grenzen auch aus pekuniären Gründen verwischt. Oberste Maxime sollte immer ein optimal gesteuertes individuelles Training bleiben. **Sportliche Leistung kann (und sollte) man sich nicht in der Apotheke kaufen.** »Nicht das Essen macht den Meister, sondern der Meister macht sich sein Essen.«
Richtige Ernährung allein stellt noch keine Garantie für die Verbesserung der sportlichen Leistungsfähigkeit dar, aber in Verbindung mit gezieltem Training bildet sie die Basis für eine optimale Ausnutzung der Trainingsreize.

Trotz der zahlreichen, stark ideologisierten Sportdiät-Literatur der letzten Jahre bleibt sie zudem auch eine Frage der Eßkultur und des individuellen Geschmacks. Es gibt keine Steigerung zu gesund: Ein gesunder Sportler kann sich durch die beschriebene bedarfsgerecht ausgewählte Ernährung leistungsfähig und gesund erhalten, extreme einseitige Ernährungsideologien können ihn nicht gesünder, sondern eher krank machen.

Anhang: Von einer falschen Ernährungsweise sollten in jedem Falle die psychosomatischen Erkrankungen **Magersucht** (Anorexia nervosa) und **Freßsucht** (Bilimia nervosa) unterschieden werden. Im Leistungssport können insbesondere pubertierende Mädchen von diesen sehr ernstzunehmenden Erkrankungen betroffen sein. Sie sind gekennzeichnet von einer

- inadäquaten, selbst verursachten Gewichtsabnahme (Erbrechen, Abführmittel, restriktive Diät etc.),
- der krankhaften Idee, zu dick zu sein (Körperschemastörung),
- Heißhungerattacken und
- Fehlfunktionen im Bereich der Hormonsysteme (Menstruationsstörung).

Die Ursachen sind vielfältig, immer aber stellen ein hoher Druck zum Schlanksein (gewichtsbezogene Sportarten), ein hoher Leistungsdruck (Leistungssport) und eine familiäre Konfliktsituation eine besondere Disposition dar.
Die Therapie gehört immer in die Hand des Arztes und des Psychologen. Je früher dies geschieht, um so günstiger ist die Prognose.

Kapitel 6
Die Bedeutung der äußeren Bedingungen und des Materials

Veränderte Umweltbedingungen, schlechtes oder gutes Material können die sportliche Leistungsfähigkeit beeinflussen. Ohne auf Vollständigkeit Anspruch erheben zu wollen, sei auf diese Problematik unter dem Gesichtspunkt des Ausdauersports eingegangen.

Die Veränderungen der Außentemperatur

Der größte Teil der bei Muskelarbeit aufgewandten Energie geht als Wärme verloren (75%). Da der menschliche Organismus Ausdauerleistungen bei einer Körperkerntemperatur um 39° C am besten toleriert, ist er in Abhängigkeit von der Außentemperatur bestrebt, dieses Temperaturoptimum zu halten.

6

Hitze

Bei erhöhten Außentemperaturen reagiert der Körper hauptsächlich mit Wärmeabgabe durch **Schweißverdampfung** (Verdunstungskälte). Bei normalen Windbedingungen und Wasserdampfsättigung der Umgebungsluft scheint eine Außentemperatur von 29 °C den sogenannten kritischen Punkt darzustellen. Die vorher kontinuierlich angestiegene Schweißproduktion erfährt hier einen überproportionalen Anstieg, so daß unter konstanten Bedingungen 28 °C die Obergrenze für längere Ausdauerbelastung sein sollte. Wind erleichtert dem Körper die Wärmeabgabe, hohe Wasserdampfsättigung der Außenluft erschwert die Schweißabgabe.

Ein weiterer Anpassungsmechanismus unter Hitzebedingungen ist eine **Erhöhung der Hautdurchblutung** und **der Herzschlagfrequenz**. Durch die Blutumverteilung aus der Muskulatur in die Haut und durch den schweißbedingten Wasserverlust setzt eine vorzeitige anaerobe Reaktion der Arbeitsmuskulatur mit meßbarer Erhöhung der Milchsäurewerte ein. Einen höchst beachtenswerten Faktor in der Thermoregulation des Körpers stellt auch die **Auswahl der richtigen Bekleidung** während Ausdauerbelastung dar. Die Trainings- und Wettkampfbekleidung sollte sowohl vom Material wie auch vom Schnitt her so konstruiert sein, daß sie eine ausreichende Schweiß- und Wärmeabgabe er-

möglicht, also luft- und feuchtigkeitsdurchlässig ist, was man von manchen Triathlon- und Radanzügen nicht behaupten kann. Gleiches gilt in verstärktem Maß auch für den Regenschutz, bei dem sich die besondere Problematik ergibt, daß Feuchtigkeit zwar von innen nach außen, aber nicht umgekehrt die Schutzmembran penetrieren soll. Teure, nicht allzu widerstandsfähige Materialien, die erst in den letzten Jahren entwickelt wurden, lösen dieses Problem gut. Die zwar billigeren beschichteten Polyamidüberbekleidungen sind absolut wasserdicht, sollten aber während längerer körperlicher Aktivität nicht verwendet werden (feuchte Kammer! Gefahr des Hitzekollaps).
Hohe Wasserverluste durch Schweiß begünstigen nicht nur eine Einbuße der Ausdauerleistungsfähigkeit, sondern auch Krankheitserscheinungen.

Während Wasserverluste von 2–6% (1,5–4 l bei einem 70 kg schweren Mann) gesundheitlich bei allerdings bereits verminderter Ausdauerleistungsfähigkeit noch kompensiert werden können, treten bei Wasserverlusten von mehr als 6% (z. B. bei Marathonläufen) **Kollapserscheinungen** und stärkere **psychische Reaktionen** wie Aggression oder Apathie auf.
Sind die Schweißverluste zu hoch, steigt die Körperkerntemperatur auf über 41 °C, und es liegt ein sogenannter **Hitzschlag** vor, der mit trockener roter Haut und Störungen im Zentralnervensystem wie abnormale Bewegungsmuster bis Bewußtlosigkeit einhergeht. Sofortige Kühlmaßnahmen, Flüssigkeitszufuhr (Getränke, Infusionen), Flachlagerung des Körpers mit erhöhtem Kopf (Seitenlagerung bei Bewußtlosigkeit!) und ärztliche Betreuung sind in schweren Fällen angezeigt.

Der **Sonnenstich** stellt dagegen eine isolierte Reizung der Hirnhäute durch starke Sonneneinstrahlung auf Kopf und Nacken dar: es finden sich Kopfschmerzen, Nackensteife und Übelkeit, aber keine Überwärmung der zentralen Körpertemperatur (Messung im After!). Lokale Kälteanwendung mit feuchten Kopftüchern und Lagerung im Schatten lindern die Symptomatik. Größere Anstrengungen und acetylsalicylsäurehaltige Schmerzmittel (Aspirin ®) sind während der nächsten drei Tage wegen der Gefahr einer Hirnblutung zu vermeiden. Prophylaktische Abdeckung des Kopf- und Nackenbereichs durch helle Schirmmützen (Reflexion), Leichthüte oder Tücher verhindern das dramatische Krankheitsbild.

Zur Vorbeugung von Leistungseinbußen oder gar Krankheiten unter Hitzeeinwirkung bieten sich folgende Möglichkeiten:
- »Vortrinken«, also vermehrte Flüssigkeitsaufnahme vor Training und Wettkampf.
- Flüssigkeitsaufnahme **während** längeren Belastungen (ideal ca. 200 ml alle 15 min) unter Zusatz von Mineralstoffen und Oligosacchariden.

- Verlegung des Trainings (oder Wettkampfes?) auf die frühen Morgenstunden oder abends nach 17 Uhr
- Keine Wettkämpfe bei Außentemperaturen von über 28°C
- Ausreichende Hitzeakklimatisation.

Die Hitzeakklimatisation in einem neuen Klima nimmt etwa 4–5 Tage in Anspruch und kann, wie Untersuchungen gezeigt haben, durch Zugaben von 2×500 mg Vitamin C pro Tag verbessert werden. Die Akklimatisation sollte in den Morgenstunden mit reduzierter Trainingsintensität durchgeführt werden und im Hochleistungssport ca. 4–5 Std. pro Tag betragen. Auf entsprechende Zufuhr von Wasser und Mineralsalzen ist zu achten.

Kälte

Der Einfluß von Kälte auf den Organismus bewirkt eine Verminderung der Hautdurchblutung mit entsprechender Blutumverteilung von der Körperschale in den Körperkern unter Ruhebedingungen. Unter Belastung wiederum steigt die Muskel- und Hautdurchblutung wieder an, und es setzt selbst in kältester Umgebung eine Schweißproduktion ein. Die dadurch entstehende Feuchtigkeit an der Hautoberfläche und in der Bekleidung setzt die Isolationsfähigkeit gegen Kälte herab, so daß besonders in Belastungspausen eine **erhebliche Auskühlungs-** und **Erkältungsgefahr** besteht. Für die Aufrechterhaltung der Körpertemperatur und als Erkältungsprophylaxe ist deshalb eine Bekleidung erforderlich, die einerseits Feuchtigkeit und Überschußwärme ableitet, andererseits aber ausreichend isoliert; eine Unterwäschekombination aus Netzstruktur und feuchtigkeitsleitender Kunstfaser mit einer entsprechenden Überbekleidung aus Fleece oder sonstigem luftdurchlässigem, leicht isolierendem Material bietet einen guten Kompromiß.
Durch die sportartspezifischen Eigenschaften der Bekleidung, die nur bis zu einem bestimmten Maß veränderbar sind, besteht in einigen Sportarten, wie z.B. im Skilanglauf und Straßenradrennsport, die Gefahr der **lokalen Erfrierung** im Gesicht und an den Fingern und Zehen. Für das Gesicht bieten sogenannte Kälteschutzsalben, für die Extremitäten Überhandschuhe und Überschuhe einen bedingten Schutz.
Extreme Minustemperaturen, die in ihrer Bewertung von Sportart zu Sportart unterschiedlich sind, zwingen wegen der Gefahr von körperlichen Schäden zur Einstellung des Trainings oder Wettkampfes.

Die Ausdauerbelastung unter Höhenbedingungen

Mit zunehmender Höhe ändern sich die physikalischen Eigenschaften der Luft: Luftdichte, Wasserdampfdruck und Sauerstoffpartialdruck nehmen ab (s. Abb. 44).
Während sich die Abnahme der Luftdichte und damit des Luftwiderstandes auf Sprint, Sprung- und Wurfdisziplinen positiv auswirkt, stellt

die Abnahme des Wasserdampfdruckes und vor allem des Sauerstoffdruckes für Ausdauerdisziplinen einen echten Nachteil dar. Anläßlich der Olympischen Spiele 1968 im 2240 m hochgelegenen Mexico City fanden sich in den leichtathletischen Langstreckendistanzen Zeitverschlechterungen um 4–6% im Vergleich zu den bestehenden Weltrekorden.
Das Absinken des Wasserdampfdruckes in der Umgebungsluft fördert die Wasserverluste über den Schweiß und vor allem über die Luftwege, was einerseits zu erheblich vermehrtem Wasserbedarf, andererseits zum Austrocknen der empfindlichen Bronchialschleimhäute mit gehäuften Luftwegsinfekten führt.
Hauptursache für die Ausdauerleistungsminderung in großer Höhe ist aber die Abnahme des Sauerstoffgehalts der Luft (Sauerstoffpartialdruck). So sinkt die maximale Sauerstoffaufnahme in einer Höhe von 2240 m (Mexico City) um ca. 15%, von 4000 m gar über 30% im Vergleich zum Meeresspiegel. Die Folge ist eine vorzeitige anaerobe (milchsäurebildende) Reaktion der Muskulatur auf gleichen Belastungsstufen mit entsprechender Minderung der aeroben Ausdauerleistungsfähigkeit. Dies kommt bei allen Ausdauerstrecken über 2 min (aerober Anteil der Energiegewinnung größer als 50%) in Abhängigkeit von der Höhe des Belastungsortes mehr oder weniger zum Tragen.

Die Reaktion des menschlichen Organismus auf Höhenexposition. Grundsätzlich unterscheidet man die akute Höhenexposition von der nachfolgenden Höhenakklimatisation.

• **Die akute Höhenexposition:** Durch vermehrte Atemtätigkeit, Anstieg der Herzschlagzahl und verbesserte Sauerstoffabgabe ins Mus-

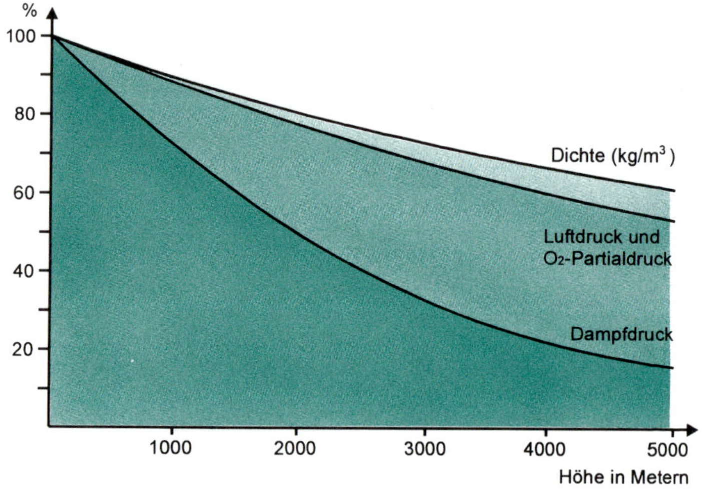

Abb. 44: Die Veränderungen von Luftdichte, O_2-Partialdruck und Dampfdruck in verschiedenen Höhen (nach Jungmann)

kelgewebe versucht der Körper auf niedrigen bis mittleren Belastungsstufen den Nachteil des verminderten Sauerstoffgehalts der Atemluft zu kompensieren, was ihm aber auf höheren Intensitätsstufen nicht mehr gelingt, die maximale Leistungsfähigkeit sinkt ab.

• **Die Höhenakklimatisation:** Nach dieser ersten Phase der Akutanpassung setzt die langsamere Akklimatisation an die Höhenbedingungen ein. Erste Effekte zeigen sich schon nach ca. 3–4 Tagen, eine komplette Akklimatisation z. B. auf Höhen zwischen 2000–3000 m aber ist erst nach 3–4 Wochen abgeschlossen.
Sie besteht vorwiegend in den **positiven** Effekten:
- Zunahme der roten Blutkörperchen und des Blutfarbstoffes zur Verbesserung des Sauerstofftransportes
- vermehrte Kapillarisierung zur Verbesserung der Muskeldurchblutung
- Vermehrung der Sauerstoffspeicher im Muskel (Myoglobin)
- Zunahme der Zellkraftwerke (Mitochondrien)
- Erhöhung der Enzymaktivität für aerobe (und anaerobe) Energiebereitstellung.

Nachteilig können sich aber eine Bluteindickung, eine Überlastung der Atemmuskulatur und eine Verminderung der Pufferkapazität des Blutes durch übermäßiges Abatmen von Kohlendioxid, das im Blut als Bicarbonat-Puffer gelöst vorliegt, auswirken. Durch vermehrte Flüssigkeitsaufnahme (täglich wiegen!) und geeignete längere Pausengestaltung können diese negativen Auswirkungen weitgehend kompensiert werden.

6

Anmerkung: Nach neueren Untersuchungen soll sogar der Trainingseffekt auf die häufig vernachlässigte Atemmuskulatur einer der wirkungsvollsten Adaptationsmechanismen im Hinblick auf eine Ausdauerleistungsverbesserung durch Höhentraining sein.
Diese Anpassungserscheinungen an die Höhe mit dem Nettoeffekt einer verbesserten aeroben Kapazität bewirken unter Flachlandbedingungen größtenteils eine Steigerung der sportlichen Ausdauerleistungsfähigkeit. Deshalb benutzt man im Leistungssport Höhenlagen als Trainingsmittel zur weiteren Niveauanhebung bereits hochausdauertrainierter Athleten.

Das Höhentraining

Immer wieder steht das Höhentraining im Kreuzfeuer der Kritik, da es oftmals nicht die gewünschte Leistungsverbesserung, sondern eher das Gegenteil erbrachte. Schuld sind aber meist Fehler in der Trainingsdurchführung und individuell unterschiedliche Voraussetzungen der einzelnen Athleten, wie versteckte Krankheiten, bereits bestehendes Übertraining, psychische Konfliktsituationen usw. Bei richtiger Durchführung, wobei die nachfolgende Übersicht helfen soll, bietet das Höhentraining sicher überwiegend Vorteile.

Rahmenbedingungen des Höhentrainings:
Personenkreis: nur leistungsfähige, erfahrene Athleten beiderlei Geschlechts, keine Erkrankten oder »Problemfälle«, Jugendliche nur in Ausnahmefällen unter spezieller Führung.
Trainingsziel: Wettkampfvorbereitung im Flachland oder Wettkampfort über 1500 m.
Zeitdauer: zwei, höchstens drei Wochen.
Häufigkeit: wiederholtes Höhentraining (maximal 4mal im Jahr) ist günstiger als einmaliges.
Höhe: günstigste Höhe zwischen 1800 und 2800 m.
Trainingsinhalt: 3–4 Tage Akutadaptation mit reduzierter Trainingsintensität, dann Intensität wie im Flachland! Allerdings mit längeren Erholungspausen zwischen den Einheiten.
Ernährung: vermehrte Flüssigkeitsaufnahme (Körpergewicht kontrollieren), Mineralstoffergänzung (Elektrolytgetränke) und kohlenhydratreiche Ernährung.
Rückkehr: unmittelbar nach Rückkehr in die Tieflage Leistungstief (Reakklimatisation) von 2–5 Tagen einkalkulieren!
Der Höhentrainingseffekt mit erhöhter Ausdauerleistungsfähigkeit hält nach Rückkehr 2–3 Wochen an. In diesen Zeitraum sollte der vorgesehene Wettkampf fallen.

Der Laufschuh

Neben der bereits kursorisch besprochenen Trainingsbekleidung bei Hitze und Kälte soll hier, stellvertretend für den gesamten Sportschuhbereich, der Laufschuh besprochen werden, an den höchste Anforderungen zu stellen sind.
Vor dem Schuhkauf sollte man sich auch in Anbetracht der schier unbegrenzten Auswahl an Modellen nicht davon abhalten lassen, seine Füße zu begutachten oder von einem Erfahrenen (Orthopäden, Sportarzt, Orthopädietechniker) beurteilen lassen: möglichst im Stehen und im lockeren Lauf. Hier wird man möglicherweise schon die erste Überraschung erleben, sehr viele Menschen leiden nämlich an einer der folgenden Fußdeformitäten:
Senkfuß: Abflachung des Längsgewölbes, die meist mit einer Knickfußbildung und im Lauf mit einer Überpronation (übermäßiges Innenknicken) einhergeht (s. Abb. 45).
Hohlfuß: Übermäßige Anhebung des Längsgewölbes, die oft in Verbindung mit O-Bein, im Lauf zu Übersupination (Außenrandlaufen) neigt (Abb. 46).
Spreizfuß: Absinken der Querwölbung im Vorfuß mit Fußverbreiterung, die häufig zu Schwielenbildung und Zehengrundgelenksschmerzen führt.
Wer nichts davon hält, seine Füße auf diese Deformitäten hin zu über-

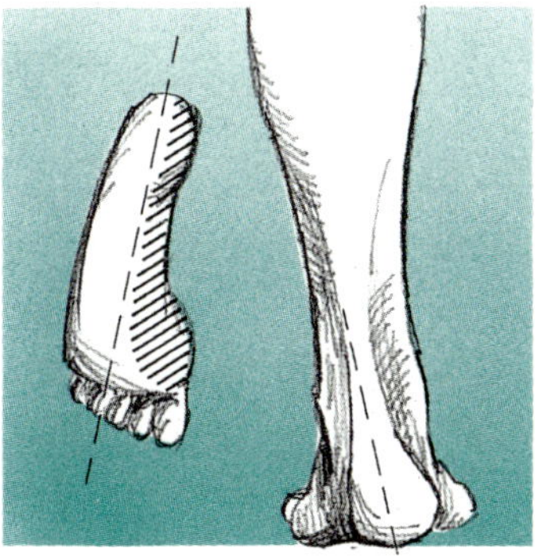

Abb. 45: Knickfuß mit Tendenz zur Überpronation im Lauf

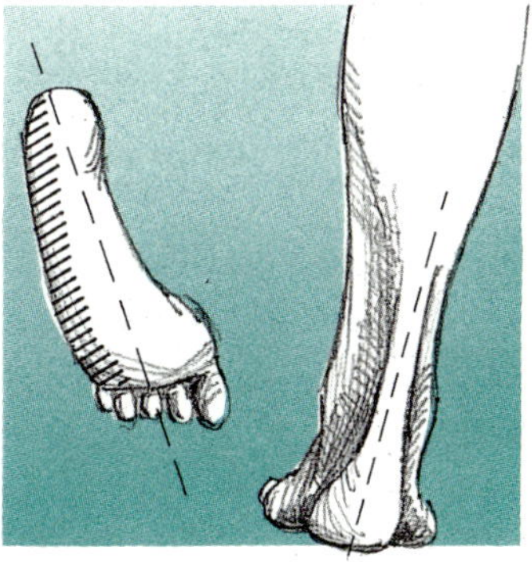

Abb. 46: Betonung des Fußaußenrandes im Lauf (Übersupination)

prüfen, sollte wenigstens seine alten Schuhe anschauen: hier wird er im positiven Fall an der Sohle Abnutzungsdefekte am Innenrand (Überpronation) oder am Außenrand (Übersupination) entdecken.

Konsequenzen für den Schuhkauf: Läufer mit einer Neigung zu Überpronation oder Übersupination sollten insgesamt einen Schuh mit stabiler Fersenkappe und Fersenstabilisator wählen. Während der »Innen-

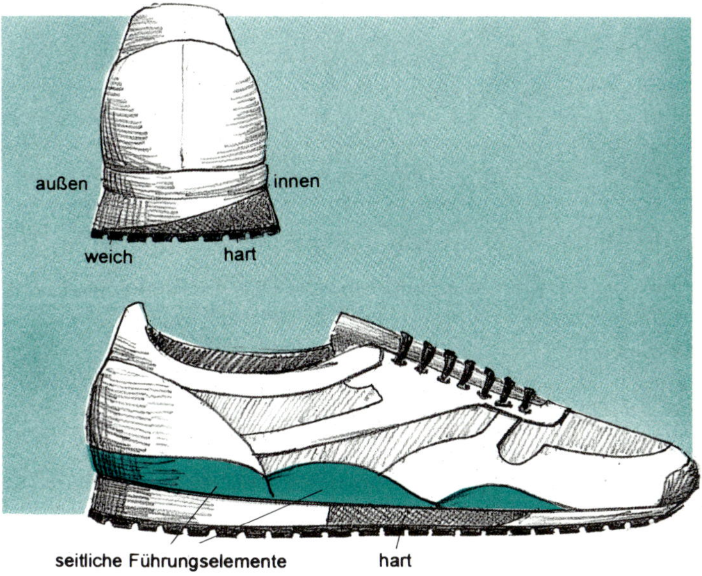

Abb. 47/48: Laufschuh von hinten: hartes Sohlenmaterial innenseitig gegen Überpronation. – Laufschuhe von seitlich außen: harter Sohleneinsatz im Vorfußbereich gegen übermäßige Supination

knicker« aber Sohlen mit hartem Zwischenmaterial im Fersenbereich innen bevorzugen soll (Abb. 47), muß der »Außenrandläufer« zu Schuhen mit härterem Material im Sohlenbereich des äußeren Vorfußes greifen (Abb. 48). Zusätzliche Führungselemente verbessern den biomechanischen Bewegungsablauf. Bei ausgeprägten Varianten ist eine Schaumstoffeinlagenversorgung oder Schuhzurichtung nach orthopädischen Angaben erforderlich. Für den Spreizfuß sollte man im Vorfußbereich genug Platz schaffen und Schuhe mit breiteren Leisten wählen. Bei normaler Fußstellung bevorzuge man einen symmetrischen Schuhaufbau.

Ein kurzer Blick auf die Waage könnte noch eine weitere Information für den Schuhkauf vermitteln: das **Gewicht**. Im Gegensatz zur landläufigen Meinung, daß schwere Läufer einen »weichen« Schuh laufen sollten, ist das genaue Gegenteil der Fall: je höher das Gewicht, desto härter sollte die Zwischensohle ausgesucht werden. Ultraweiche Sohlenkonstruktionen sollten nach biomechanischen Gesichtspunkten nicht mehr zur Anwendung kommen:
- Begünstigung von Fußdeformitäten und Überlastungsschäden
- schlechtere Wettkampfergebnisse

Allerdings sind Laufschuhe gänzlich ohne Zwischensohlenkonstruktion abzulehnen.

Sonstige Kriterien
- Ausreichende Schuhgröße: die Zehen sollten auch im Moment des Abrollens genügend Spielraum haben.
- Anpassung an den Verwendungszweck: z. B. Profilsohle fürs Gelände, Wettkampf- oder Trainingsschuh usw.
- Obermaterial: ausreichend luftdurchlässig im Vorfußbereich, zirkulärer Veloursbesatz, variable Schnürmöglichkeit, gepolsterte Zunge und Schaftrand.

Kapitel 7
Ausdauersport: Ein Sport für jede Altersstufe

Im Gegensatz zu den anderen motorischen Hauptbeanspruchungsformen wie Kraft, Schnelligkeit, Flexibilität und Koordination, für die sich bestimmte Lebensabschnitte besonders anbieten, scheint die Ausdauer als Beanspruchungsform nahezu für alle Lebensabschnitte gleich gut geeignet zu sein.

Der Ausdauersport im Kindes- und Jugendalter

Prinzipiell findet man bei Kindern die gleichen Anpassungserscheinungen auf Ausdauertraining wie beim Erwachsenen, was die Ausbildung aerober Fähigkeiten betrifft (siehe Kapitel 1). Anaerobe Reize werden jedoch weniger beantwortet und toleriert, da der Milchsäureabbau im Vergleich zum Erwachsenen stark verzögert ist. Erst in der Pubertät wird dieses Defizit ausgeglichen.

> Ein vielseitiges ausdauerbetontes Training im Kindesalter stellt die beste Grundlage für alle später gewählten Sportarten dar, da es eine hohe Ermüdungswiderstandsfähigkeit gegenüber allen Belastungsformen schafft.

Wie Untersuchungen zeigten, bringt z. B. eine vorschnelle Spezialisierung bei jungen Sprintern langfristig ein niedrigeres Leistungsniveau als ein ausdauerbetontes Basistraining mit wesentlich weniger Schnellkraft- und Schnelligkeitsübungen. Ein weiterer Grund für die Bevorzugung von aeroben Belastungsformen (z. B. langer Dauerlauf) zu ungunsten von stark anaerob betonten Belastungen (z. B. intensive Intervallarbeit) stellt die im Vergleich zum Erwachsenen extrem hohe Streßhormonausschüttung (Adrenalin, Noradrenalin) während der anaeroben Belastung von Kindern dar. Dies deutet auf eine psychophysische Grenzbelastung hin, die im Trainingsprozeß dieser Altersgruppe unerwünscht ist: hier sollte noch die Freude am Sport, nicht der Streß vorherrschen. Vermutlich sind die hohen Ausstiegsraten Jugendlicher, insbesondere aus den leichtathletischen Laufdisziplinen, damit zu erklären. In Anbetracht dieser Tatsache erscheint es um so unverständlicher, daß im Schulsport bei 9- bis 10jährigen Kindern nahezu die am

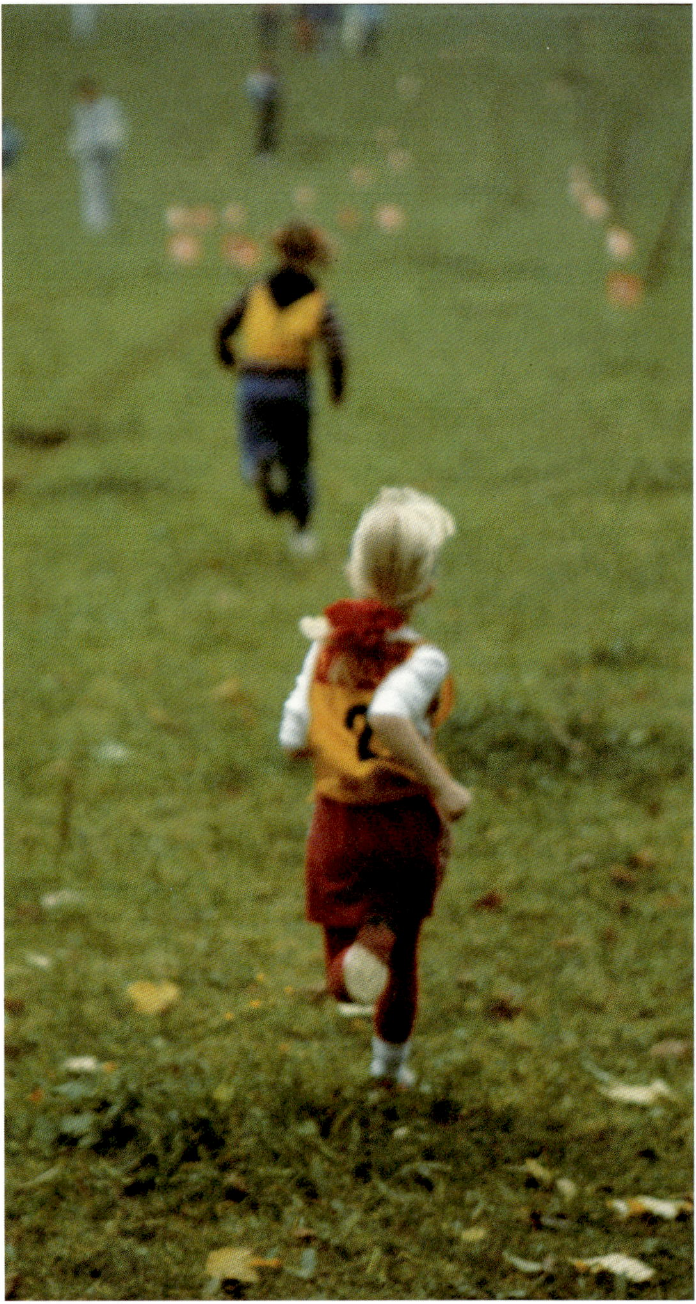

Der erste Wettkampf…

meisten milchsäurebildenden Disziplinen der Leichtathletik, nämlich Streckenläufe über 400–800 m, zur Anwendung kommen. Nach sportmedizinischen Untersuchungen stellt das wettkampfmäßige Durchlaufen einer 800-m-Strecke bei Kindern eine wesentlich härtere psychophysische Belastung dar als das einer 3000-m-Strecke.
Beachtenswert ist auch, daß durch ein Grundlagenausdauertraining (aerob) im Kindes- und Jugendalter die anaeroben Fähigkeiten positiv beeinflußt werden. So führt ein Dauerlauftraining mittlerer Intensität zur Erweiterung der aeroben **und** anaeroben Kapazität.

Den sensibelsten Zeitpunkt für eine überragende Weiterentwicklung der Ausdauerleistungsfähigkeit stellt zweifelsohne die erste Phase der Pubertät dar (Pubeszenz: Mädchen 11–14 Jahre, Jungen 12–15 Jahre). Die in diesem Abschnitt erhöhten Hormonspiegel (Testosteron) gewährleisten einen verstärkten gewebsaufbauenden Effekt, insbesondere auch hinsichtlich der Anlage eines Sportherzens, Vermehrung der aeroben Zellkraftwerke (Mitochondrien), verstärkter Muskelgefäßausbildung (Kapillarisierung) usw.
Ein gezieltes Training in dieser Altersstufe kann über die später maximal erreichbare Ausdauerleistungsfähigkeit entscheiden. Die zweite Phase der Pubertät (Adoleszenz: Mädchen 14–18 Jahre, Jungen 15–19 Jahre) eignet sich dagegen zur Entwicklung der Kraft und der anaeroben Kapazität.

Die vorherrschende Trainingsmethode im Kinder- und Jugendbereich ist die **Dauermethode**, mit ihren Spielformen kontinuierliche Methode, Wechselmethode und Fahrtspiel (s. Kapitel 3).
Der Trainingsdurchführung kommt hier besondere Bedeutung zu, da diese Trainingsformen inhaltlich für Nachwuchsathleten einen monotonen Charakter aufweisen können, der je nach Altersgruppe durch Spiele, phantasievolle Trainingsmittel oder Musik (Walkman) aufgelockert werden kann.
Bis in die erste Phase der Pubertät hinein sind zusätzlich dosiert auch Intervalltrainingsmethoden mit extensivem Charakter möglich (s. Kap. 3). Auch in der zweiten pubertären Phase nimmt die Dauermethode den größten Raum ein, wobei nun aber je nach angestrebtem Trainingsziel und -periodisierung mehr oder weniger große Trainingsräume durch extensive und intensive Intervallmethoden abgedeckt werden.

Hauptaugenmerk im Kinder- und Jugendtraining ist immer auf eine pädagogisch und psychologisch geschickte farbige und variationsreiche Trainingsdurchführung zu richten, da Konzentrations- und Motivationsfähigkeit in dieser Altersgruppe stark schwanken.

Dies setzt in der Betreuung von Jugendlichen eine geistige Flexibilität voraus, die weder an rein intellektuelle Fähigkeiten, noch an sporthochschulbezogenes Wissen gebunden ist, sondern aus der Erfahrung wächst.

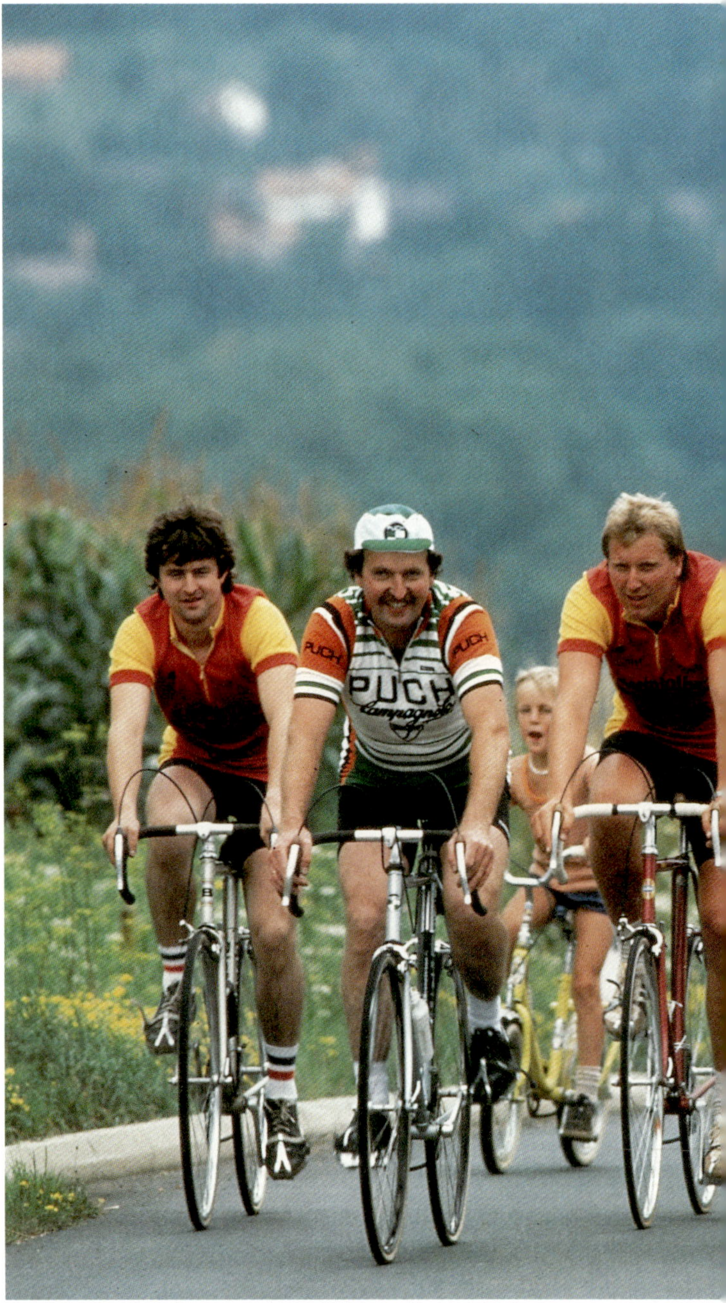

Radrennfahren ist eine gelenkschonende Form der Ausdauerbelastung

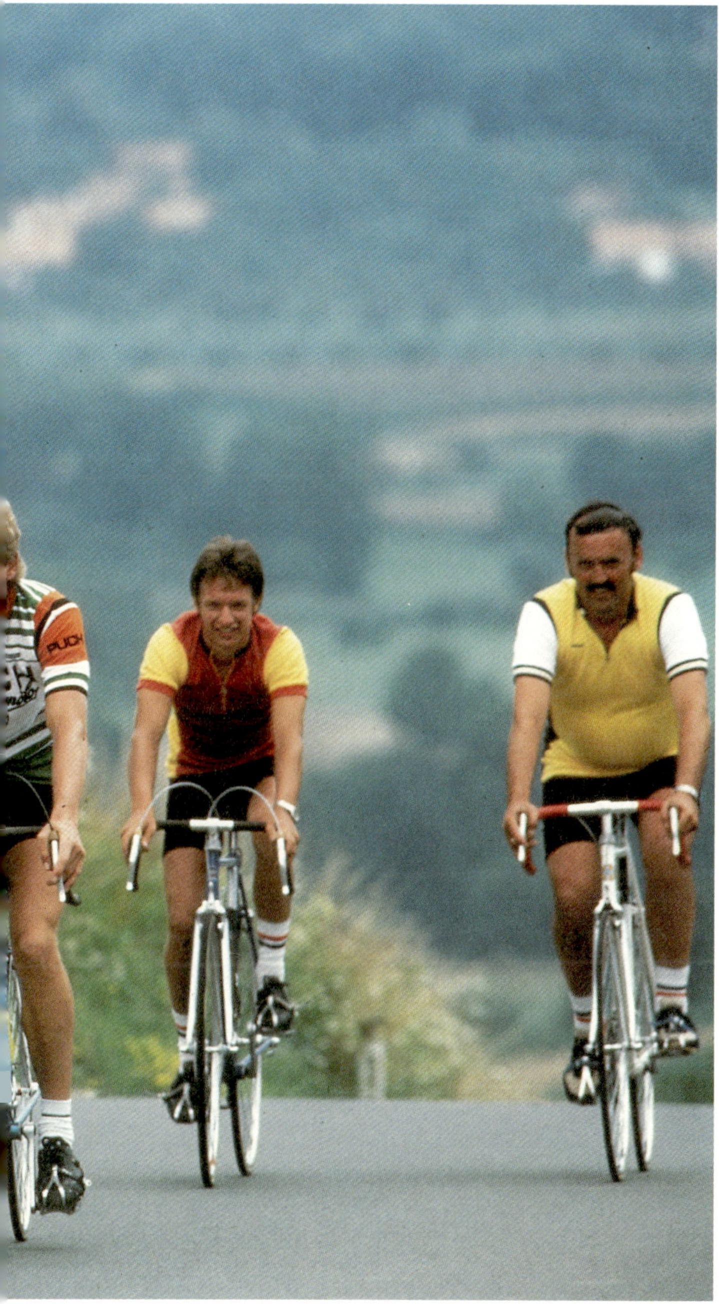

für jede Altersstufe.

In diesem Zusammenhang noch eine Anmerkung zur psychodynamischen Beziehung zwischen »betreuendem System« (Trainer, Masseur, Sportmediziner) und Athleten im Leistungssport: gerade in der Phase der Pubertät können sich zwischen diesen Exponenten Beziehungen aufbauen, die von Ablehnung bis hin zu völliger Auslieferung schwanken. So nimmt der Trainer häufig Vaterfigur an, der Masseur wird zum Seelentröster und der Sportmediziner zum Allheilenden. Trainer, Masseur oder Arzt sollten sich aber hüten, diese Rollenverteilung als Trainings- oder Behandlungsprinzip anzunehmen oder gar zur eigenen Darstellung zu benutzen. Da häufig sportlicher Erfolg oder Mißerfolg diese Beziehung mitbestimmt, kann es zu krisenhafter Dekompensation kommen. Bei aller persönlichen Zuwendung ist eine kritische Distanz immer angezeigt.

Der Ausdauersport im höheren Alter

Betrachtet man die Alterungsvorgänge unter rein funktionellen Gesichtspunkten, so fällt auf, daß ältere Menschen

- eine verminderte Leistungsfähigkeit,
- eine reduzierte Adaptationsfähigkeit und
- eine verlängerte Regenerationszeit haben.

So beginnt die Ausdauerleistungsfähigkeit ohne Training bereits nach dem 30. Lebensjahr abzufallen. Mit dem 60. Lebensjahr erreicht die Einbuße einen Wert von 20–30% der ursprünglich maximalen aeroben Kapazität.

Die Begründung liegt in einem zunehmenden Abfall der Herz-Lungen-Leistungsfähigkeit, wie z. B. am Abfall der maximal erreichbaren Herzfrequenz zu ersehen ist, und am Abbau von Zellstrukturen im Muskel (z. B. Mitochondrien, Kapillaren, Myoglobin), die für den aeroben Stoffwechsel zuständig sind, wie man an einer vorzeitigen anaeroben Reaktion mit verzögertem Milchsäureabbau beobachten kann.

Die bisherige Beschreibung betraf die physiologischen Alterungsvorgänge des Menschen ohne zusätzliches Training. Nun ist es aber gerade für den Ausdauersport im Alter charakteristisch, daß durch altersgerechte Trainingsformen auch bei bisher Untrainierten eine starke Steigerung der Ausdauerleistungsfähigkeit erzielt werden kann. So konnten Sportmediziner nach einem 12wöchigen Ausdauerprogramm mit Untrainierten im Alter zwischen 55 und 70 Jahren einen Zuwachs der maximalen Sauerstoffaufnahmefähigkeit von 9–17% verzeichnen.

Wie sollte nun prinzipiell ein Ausdauertraining im Alter aussehen?

Unabhängig vom Leistungsstand und -ziel gilt im Alter vermehrt: Aerobe Trainingsformen werden besser toleriert als anaerobe.

D. h. der Trainingsfortschritt sollte vorwiegend über eine Verbesserung der Grundlagenausdauer und damit über umfangbetonte (extensive) Trainingseinheiten erzielt werden: Dauermethode und extensive Intervallmethode (siehe Kapitel 3) bieten sich hier an, wobei letztere einem leistungsbetonten Trainingsziel vorbehalten bleiben sollte.
Bei der Auswahl der Sportart sollten damit auch Formen aus dem Langzeitausdauerbereich im Vordergrund stehen. Den einzigen limitierenden Faktor kann hier der Bewegungsapparat darstellen, dessen Widerstandsfähigkeit weniger trainierbar ist und der im Alter vermehrt zu Überlastungsschäden (siehe Kapitel 9) neigt. Damit ergibt sich auch die Notwendigkeit der sportärztlichen Untersuchung (siehe auch Kapitel 10). Bei Erstaufnahme eines Trainings jenseits des 35. Lebensjahres sollte sie eine unabdingbare Voraussetzung sein, genauso wie die jährlichen Kontrollen von Altersleistungssportlern.

Nach medizinischen Kriterien hat Hollmann **optimale Sportarten für ältere Menschen** nach Art einer Rangliste zusammengestellt:
- Dauerlauf,
- Radfahren, Bergwandern, Skilanglauf,
- Schwimmen,
- Ballspiele wie Tennis, Fußball, Handball, Basketball, Hockey, nicht aber Tischtennis, Volleyball, Squash,
- Rudern.

Die **praktische Durchführung** ist grundsätzlich abhängig von Altersstufe, Ausgangsniveau und angestrebtem Leistungsziel. So sollte z. B. eine völlig untrainierte 60jährige Person zunächst längere Spaziergänge unternehmen, im weiteren einzelne Passagen des Spazierweges in 100- bis 200-m-Abständen traben, nach einigen Wochen kontinuierliche 10-Minuten-Läufe durchführen und nach einigen Monaten zwischen 20 und 40 min laufen.
Nach persönlichen Erfahrungen mit Laufgruppenteilnehmern im Alter zwischen 35 und 55 Jahren zeigen insbesondere Laufausflüge, die durch Wechselbelastungen zwischen lockerem Traben und Gehen gekennzeichnet sind, einen raschen aeroben Leistungszuwachs und beinhalten zudem eine vergnügliche Komponente.
Besteht bereits ein mittleres Ausgangsniveau, sind Belastungsintensität und -umfang natürlich dem höheren Leistungsstand anzugleichen. Eine mittlere Intensität, die man an Hand der Pulsfrequenzmessung bestimmen kann (s. 3. Schritt), sollte dabei nicht überschritten, dafür aber der Belastungsumfang zum Erreichen eines Trainingsfortschrittes erhöht werden.
Eine besondere Problematik ergibt sich aus der leistungssportlichen Orientierung des Seniorensports. Hier sind zahlreiche Motivationsgründe für die Durchführung des Ausdauersports zu finden, die von nahezu krankhaftem Fanatismus bis hin zur echten vorbildhaften sportlichen Lebenseinstellung reichen. Die in den letzten Jahren zunehmend ins Leben gerufenen Wettkämpfe im gehobenen Seniorensport (auch »Ma-

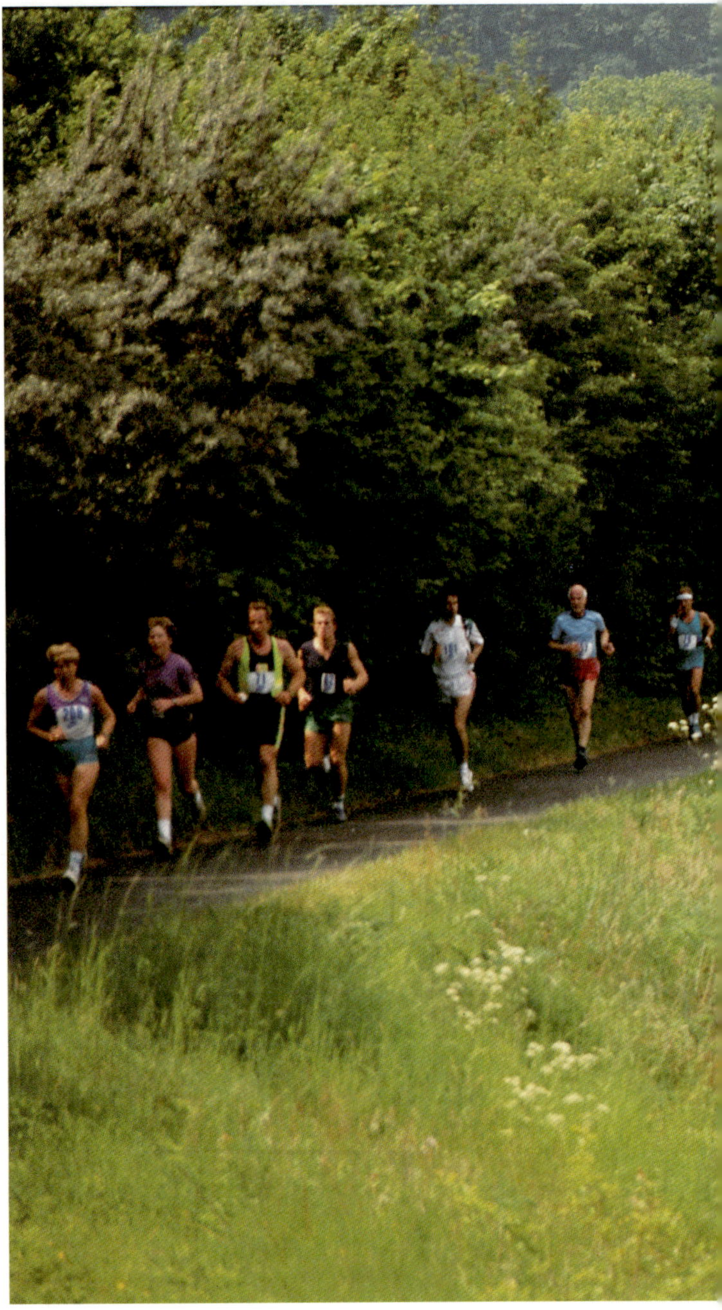

Die Bewegung unter freiem Himmel und die Gesellschaft Gleichge-

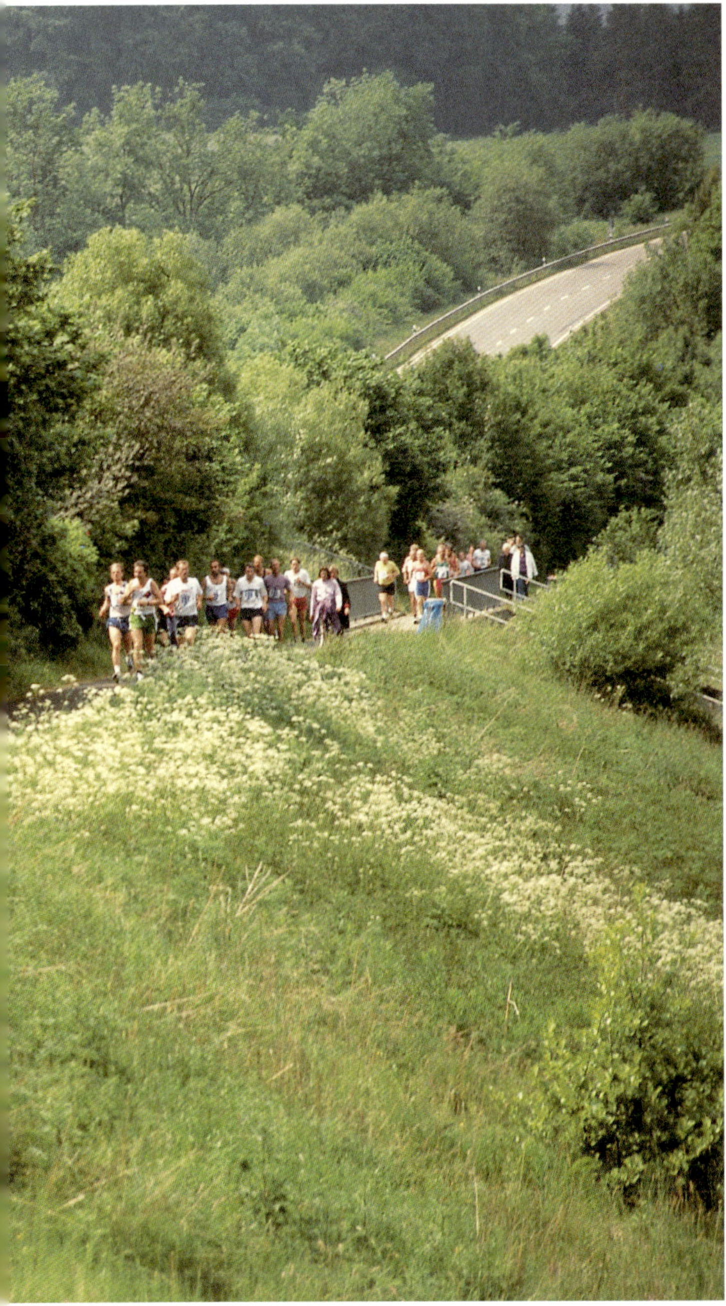

sinnter sind es oft, die den Reiz des Ausdauertrainings ausmachen.

sters«-Wettbewerbe genannt) bieten eine hervorragende Gelegenheit des sportlichen Leistungsvergleichs im Alter, aber auch ein gefährliches Betätigungsfeld für frustgeplagte Zeitgenossen mit überwertigem rivalisierendem Verhalten. Unter letzterem Aspekt ist die Gefahr von Fehl- und Übertraining oder gar von gesundheitlichen Schäden programmiert, da mit der Intention zur maximalen Leistungsverbesserung Trainingsmethoden und -inhalte aus dem absoluten Hochleistungsbereich bevorzugt werden. Die altersspezifisch verminderte biologische Adaptationsfähigkeit und damit verlängerte Regenerationszeit werden aus beschriebenen Motiven oder Unwissenheit nicht beachtet.

Zieht man alle genannten Faktoren ins Kalkül, ergibt sich aus sportmedizinischer Sicht keine rationale Begründung, einem gesunden Ausdauerathleten, nur weil er das absolute Hochleistungsalter zwischen 18 und 30 Jahren überschritten hat, die leistungssportliche Betätigung zu verbieten.

Unabhängig von leistungssportlichen Überlegungen gilt für die sportliche Belastung des Herz-Kreislauf-Systems im Alter das Wort von Hollmann:

»Durch geeignetes körperliches Training gelingt es, 20 Jahre lang 40 Jahre alt zu bleiben.«

Der Ausdauersport für Frauen

Im nachfolgenden Kapitel geht es nicht um die Entwicklung des Frauensports aus geschichtlicher oder emanzipatorischer Sicht, die von zahlreichen Vorurteilen und Fehlbeurteilungen geprägt ist. Vielmehr soll hier die physiologische Betrachtungsweise im Vordergrund stehen.

Der sogenannte »kleine Unterschied« in der Ausprägung der primären und sekundären Geschlechtsmerkmale würde sich in der sportlichen Endleistung im Vergleich zwischen Mann und Frau nur unbedeutend bemerkbar machen, wenn nicht noch andere Faktoren das Ausdauerleistungsvermögen geschlechtsspezifisch beeinflussen könnten. Im Mittel erreichen Frauen im Spitzensport derzeit ca. 70–95% der Leistungen von Männern. Obwohl gerade in Ausdauersportdisziplinen in den letzten Jahren ein erheblicher Leistungszuwachs im Frauensport zu verzeichnen ist (z. B. Laufdisziplinen und Schwimmen), scheinen unterschiedliche körperliche Voraussetzungen, die im folgenden aufgeführt sind, eine völlige Angleichung zu verhindern:

- Der **durchschnittliche Körperbau der Frau** weist ein **geringeres Körpergewicht**, eine **geringere Körperlänge** und einen **höheren Pro-**

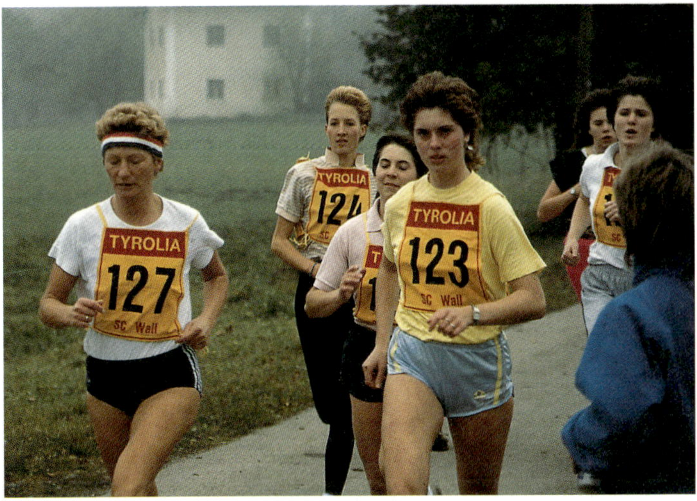

Ausdauersport ist keine Domäne der Männer, im Gegenteil...

zentsatz an Körperfett auf. Der relative Anteil der Skelettmuskulatur am Körpergewicht beträgt bei der Frau 25–30%, beim Mann 40–50%. Die Frau besitzt einen leichteren Knochenbau bei allerdings geringerer Belastbarkeit des Band- und Stützapparates, die insgesamt bei Frauen häufiger zu Überlastungsschäden im Bereich der Gelenke und der Wirbelsäule führen kann.

- Das **sauerstoffverbrennende (aerobe) Energiesystem** liegt im Maximalbereich, bezogen auf die relative (pro kg Körpergewicht) maximale Sauerstoffaufnahme um 20% niedriger als bei Männern. Die Ursache findet sich hauptsächlich in einer verminderten Sauerstofftransportkapazität des Blutes durch niedrigeren Blutfarbstoffgehalt bei weniger roten Blutkörperchen und in einem kleineren Herz- und Lungenvolumen begründet. Auf nicht maximalen Belastungsstufen findet man keine signifikanten Geschlechtsunterschiede hinsichtlich der relativen Sauerstoffaufnahme.
- Die Deckung des Energiebedarfes über den **Fettstoffwechsel** ist bei Frauen in erhöhtem Maße ausgebildet: auf extrem langen Strecken können sie dadurch einen erheblichen Vorteil aufweisen.
- Die Trainings- und Wettkampfleistung kann durch den **Menstruationszyklus** beeinflußt werden. Viele Frauen verzeichnen ein Leistungsoptimum unmittelbar nach der Menstruation und ein Leistungstief direkt vor der Menstruation.

Betrachtet man die geschlechtsbezogenen Unterschiede rein nach Leistungskriterien, so liegen die anatomisch-funktionellen Vorteile für die meisten Ausdauersportarten auf seiten des männlichen Geschlechts. Wählt man aber den Blickwinkel mehr nach sportsoziologischen und

7

allgemeingesellschaftlichen Gesichtspunkten und beurteilt nicht nach der Absolutleistung, sondern nach der Leistungsentwicklung, so überwiegt in den letzten Jahren die Leistungsfähigkeit der Frau.

Besonderheiten, die Frauen beachten sollten:
Das Ausdauertraining für Frauen unterscheidet sich grundsätzlich nicht von dem des Mannes. Einige Besonderheiten sind jedoch zu beachten:

- Da eine sportliche Hochleistungsfähigkeit bei Mädchen ca. um 1–2 Jahre früher als bei Jungen erreicht wird und dieser Zeitpunkt häufig in den Beginn der ersten Regelblutung fällt, besteht bei zu intensivem Training die Gefahr von Zyklusstörungen, die zwar vorübergehender Natur sind, aber u. U. eine durch psychodynamische Rückwirkungen negative Beeinflussung der Persönlichkeits- und Leistungsentwicklung haben können.
- Die **Menstruation** selbst kann durch hormonalvegetative Effekte die bereits besprochenen Leistungsschwankungen bewirken, stellt aber selbst keinen Grund zur Trainingspause dar. Unter Umständen sollte die Trainingsplanung auf die verstärkte oder verminderte Belastbarkeit im Sinne einer biologischen Trainingsgestaltung Rücksicht nehmen.
- Eine **Schwangerschaft** stellt in den ersten Monaten keinen Grund dar, die gewohnte Ausdauerbelastung nicht in reduziertem Umfang und Intensität weiterzuführen. Wichtig ist es aber zu wissen, daß in der 8., 12. und 16. Schwangerschaftswoche eine gesteigerte Gebärmuttererregbarkeit besteht und in dieser Zeit vermehrte Preßbelastung oder Erschütterungen vermieden werden sollten. Regelmäßige gynäkologische Überwachung ist eine Selbstverständlichkeit. Liegt aber eine **Risikoschwangerschaft** mit erhöhtem Frühgeburtsrisiko oder einer Schwangerschaftserkrankung der Mutter vor (Gestose), so verbietet sich natürlich jede sportliche Betätigung, die auch nur die Möglichkeit einer weiteren Schädigung beinhaltet.
- Bei der Wahl **konzeptionsverhütender Östrogen-Gestagen-Kombinationen** haben sich Ein- oder Mehrphasenpräparate für die junge Sportlerin gleich gut bewährt. Nach vorheriger ärztlicher Beratung ist mit diesen Präparaten auch eine Menstruationsverschiebung aus »sportlicher Indikation« möglich. Pillen mit sog. antiandrogener Wirkstoffkombination sind, zumindest für den Hochleistungssport, nur in Ausnahmefällen zu empfehlen (Akne). Beachtung sollten auch die Hinweise auf ein erhöhtes Thromboserisiko bei bestimmten Präparaten finden.

Unter Beachtung dieser Besonderheiten unterscheidet sich die Trainierbarkeit der Frau in Relation zum unterschiedlichen Ausgangsniveau nicht von der des Mannes.

Auf die unterschiedlichen psychischen Grundeigenschaften und die Notwendigkeit ihrer Beachtung im Trainingsprozeß wird hingewiesen. Eine weitere Vertiefung würde den Rahmen dieses Buches sprengen.

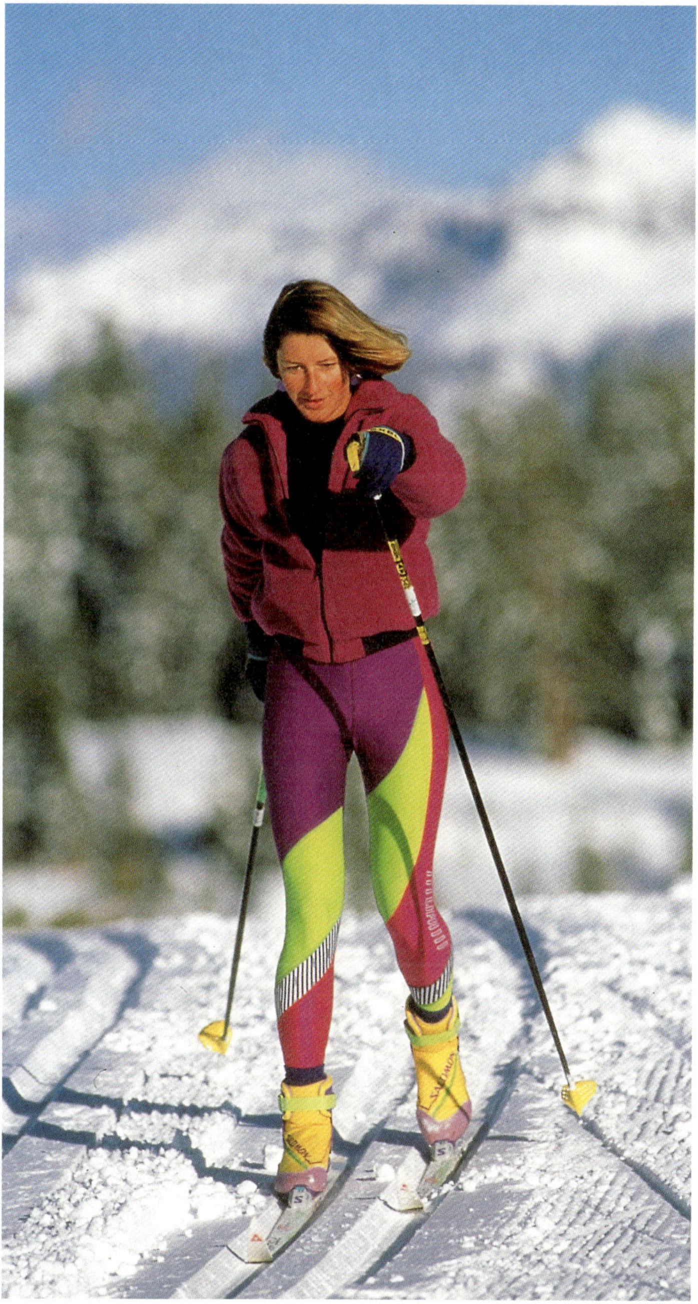

Skilanglauf – eine ideale Belastungsform für Frauen.

7

Kapitel 8
Die Ausdauerbelastung als Therapieform

Das geflügelte Wort von Winston Churchill »no sports« auf die Frage, warum er so alt geworden sei, dient so manchem Bewegungsmuffel als Alibi. Tatsache aber ist, und dies ist inzwischen durch zahlreiche epidemiologische und experimentelle Studien belegt, daß **Bewegungsmangel** als **Risikofaktor** für Herz-, Kreislauf- und zahlreiche Stoffwechselerkrankungen zu betrachten ist. Nachdem diese Erkrankungen in der Todesursachenstatistik der Industrienationen immer noch an vorderster Stelle stehen, ist es eine sportmedizinische Verpflichtung, näher darauf einzugehen.
Unter Bewegungsmangel versteht man Muskelbeanspruchungen, die unterhalb einer Reizschwelle liegen, deren Überschreitung notwendig zum Erhalt oder Ausbau funktioneller Organ- oder Muskeleigenschaften ist. Bereits eine 9tägige absolute Bettruhe gesunder Sportstudenten brachte eine anschließend gemessene Reduzierung der Leistungsfähigkeit um 25%.

Der chronische Bewegungsmangel und seine Folgen

Der chronische Bewegungsmangel begünstigt neben anderen Risikofaktoren folgende Erkrankungen:

- **Herz-Kreislauf-Erkrankungen**
- Koronare Herzerkrankung mit Minderdurchblutung der Herzkranzgefäße (Koronararterien) und der Komplikation eines Herzinfarktes.
- Bluthochdruck: übermäßige Erhöhung des Ruhe- und Belastungsblutdruckes mit den Komplikationen Herzschwäche, Arterienverkalkung und Schlaganfall.
- Arterielle Verschlußkrankheit mit Minderdurchblutung der Extremitäten- und Organgefäße und damit Neigung zu belastungsabhängigen Beinkrämpfen (Claudicatio) und Zerebralsklerose.
- Chronisch venöse Insuffizienz: Krampfadererkrankung der Beinvenen mit Stauungsbeschwerden, Venenentzündung und Thrombosegefahr.

- **Stoffwechselerkrankungen**
  - Zuckerkrankheit (Diabetes mellitus) mit übermäßigem Anstieg des Blutzuckers infolge Versagen der hormonellen (Insulin) Regulationsmechanismen in der Bauchspeicheldrüse und den Komplikationen von Gefäßschäden, Nieren- und Augenerkrankungen.
  - Blutfetterhöhung mit unphysiologischem Anstieg der Blutfette, insbesondere des Cholesterins, das als gefäßschädigender Faktor eine vorzeitige Gefäßschädigung und Verkalkung (Atherosklerose) begünstigen kann.

- **Übergewicht (Fettsucht)**

Übergewicht stellt zwar für sich gesehen keine eigenständige Erkrankung dar, begünstigt aber Herzerkrankungen, Bluthochdruck, Stoffwechselkrankheiten, degenerative Erkrankungen des Bewegungsapparates und Gallensteine.

- **Degenerative Erkrankungen des Bewegungsapparates**

Bewegungsmangel stellt im gleichen Maß wie eine Überlastung einen eindeutigen Risikofaktor für vorzeitigen Gelenkverschleiß (Arthrose) und Wirbelsäulenerkrankungen dar. Inaktivität verringert den Knorpelumsatz und entkalkt den Knochen (Osteoporose).

- **Psychovegetative Regulationsstörungen**

Übermäßiger Streß und ein mangelndes »Bewegungsventil« fördern aggressives oder angstbetontes psychisches Verhalten wie auch funktionelle Störungen in Form von Obstipation (»Verstopfung«), Magen- und Herzbeschwerden. Es treten auch vermehrt Störungen im limbischen System, dem Regelsystem der sexuellen Potenz, auf.

Die bewährten Effekte eines aeroben Ausdauertrainings

Die Effekte eines aeroben Ausdauertrainings haben sich sowohl in der Prophylaxe (Vorbeugung) wie auch in der Therapie (Behandlung) dieser Erkrankungen bewährt.
Zahlreiche wissenschaftliche Studien belegen: Das Risiko, als aktiver Ausdauersportler z.B. an einer koronaren Herzkrankheit zu erkranken, ist nur halb so hoch wie bei der Durchschnittsbevölkerung, ebenso das Risiko an ihr zu sterben.

- **Die koronare Herzerkrankung** ist durch einen Sauerstoffmangel der Herzmuskulatur infolge Mangeldurchblutung der Koronargefäße charakterisiert. Ausdauertraining senkt den Sauerstoffverbrauch des Herzens auf den einzelnen Belastungsstufen durch:
  - **Abnahme der Herzfrequenz** infolge vegetativer Umstellung mit verminderter Streßhormonausschüttung (Katecholamine) und Erhöhung der Ruhenervenaktivität (Vagotonie, s. auch Kap. 1). Eine Herzfrequenzabnahme von 10 Schlägen pro Minute bringt eine Sauerstoffeinsparung von knapp 15%.

- **Reduzierung des Blutdrucks** (s. dort).

Gleichzeitig verbessert Ausdauertraining die Durchblutung der Herzmuskulatur durch:

- Verlängerte Füllungszeit der Herzkranzgefäße bei niedrigerer Herzschlagzahl.
- Ausbildung von Umgehungskreisläufen (Kollateralen) um teilverschlossene Kranzgefäße.
- Belastungsinduzierte Steigerung der Blutströmungsgeschwindigkeit und Verbesserung der Fließeigenschaften.
- Verminderung weiterer koronarer Risikofaktoren wie Blutfetterkrankungen, Zuckerkrankheit und Streß (s. dort).

Die Vorteile des Ausdauertrainings in bezug auf die koronare Herzkrankheit sind in folgender Abbildung nach Mellerowicz und Franz im vorbeugenden (präventiven) Sinne wie auch im therapeutisch rehabilitativen Sinne zusammengefaßt (Abb. 49).

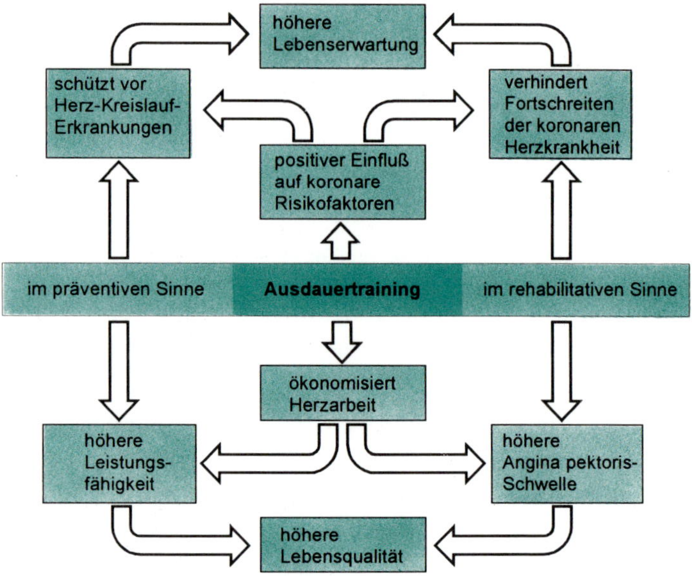

Abb. 49: Präventiver und rehabilitativer Effekt des Ausdauertrainings bei der koronaren Herzkrankheit

- **Der Bluthochdruck** beinhaltet das Sekundärrisiko einer Herzerkrankung, arterieller Gefäßerkrankungen und eines Schlaganfalles.

Dosierte Ausdauerbelastungen unterstützen den therapeutischen Effekt von diätetischen und medikamentösen Maßnahmen, indem sie streßhormoninduzierte Gefäßverengungen aufheben und dadurch den arteriellen Druck senken. Das Risiko, überhaupt an Bluthochdruck zu erkranken, ist bei Ausdauersportlern deutlich niedriger als bei der Normalbevölkerung.

• **Bei bereits bestehender arterieller Verschlußkrankheit** kann Ausdauertraining die Durchblutungssituation durch folgende Adaptationsmechanismen verbessern:
- Größere Verformbarkeit der roten Blutkörperchen, die dadurch Engstellen besser passieren können.
- Verhinderung der Bildung von Blutplättchenhaufen (Thrombozytenaggregation), die die Thrombosierungsneigung fördern.
- Erhöhung der Abbaugeschwindigkeit von Blutgerinnseln (Fibrinolyse).

• Zusätzlich zu diesen Anpassungserscheinungen im arteriellen System kommt bei der **chronisch venösen Insuffizienz**, also der Krampfadernerkrankung mit Stauungszeichen und Thromboseneigung, die Förderung des Blutabflusses aus den Krampfadern durch die Wirkung der »Muskelpumpe« zum Tragen, d.h., durch den Bewegungsrhythmus der benachbarten Muskulatur wird das Venenblut aus den gestauten Konvoluten herausgepreßt.

• **Bei der Zuckerkrankheit** unterscheiden wir eine ererbte Form (juveniler Diabetes mellitus – Typ I) von einer sekundär erworbenen (Alterszucker – Typ II). Letztere wird durch überkalorische Ernährung und Bewegungsmangel in entscheidendem Maß begünstigt. Bewegungstraining fördert den Blutzuckerabbau durch:
- verstärkte Verbrennung,
- vermehrte Zuckeraufnahme in die Muskel- und Leberzelle,
- Erhöhung der Empfindlichkeit der Zellen gegenüber Insulin.

Regelmäßiges Ausdauertraining mit entsprechender Diät und Gewichtsabnahme spart die nicht gerade nebenwirkungsfreien »Zuckertabletten« ein und vermindert beim insulinpflichtigen Diabetiker die Insulindosis. Im letzteren Fall ist eine konsequente Überwachung der Stoffwechsellage (z.B. mittels selbständiger Blutzuckermessung und Urin-Teststreifen auf Ketonkörper) dringend erforderlich, um eine eventuelle Entgleisung rechtzeitig feststellen zu können.

• **Die Blutfetterhöhung**, die seltener auf eine ererbte Disposition, häufiger auf falsche Ernährung und Bewegungsarmut zurückzuführen ist, stellt eine weitere Domäne der therapeutischen Ausdauerbelastung dar.
Bereits nach den ersten Trainingswochen tritt ein signifikantes Absinken der Triglyceride und des Gesamtcholesterins auf. Interessanterweise fällt selektiv die Fraktion des LDL-Cholesterins, das als sogenanntes »böses Cholesterin« die Gefäßwand schädigen kann, während das HDL-Cholesterin, das als »Schutzfaktor-Cholesterin« sogar hilft, Gefäßschäden zu vermeiden, ansteigt. Stark vereinfacht kann damit der Anstieg des HDL-Cholesterins als Maßstab für die positiven Auswirkungen des Ausdauertrainings verwandt werden.
Merke: Das Gefäßrisiko resultiert nicht primär aus der Gesamtcholesterinhöhe, sondern aus der Untergruppenkonstellation HDL/LDL!

• Der **Abbau von Übergewicht** mittels Ausdauertraining sollte aus Effektivitäts- wie auch aus psychologischen Gründen immer mit einer restriktiven Diät (Kalorienreduktion) einhergehen. Die Gewichtsabnahme wird in Kombination mit einer kontrollierten Nahrungsaufnahme durch folgende Trainingswirkungen begünstigt:
- vermehrte Fettsäureverbrennung bei niedriger Intensität und hohem Umfang (z. B. lange Wanderungen, Wanderlaufen, Radtouren, langsames Joggen – Dauer über 30 min),
- Einlagerung von Fett in den Muskel, nicht ins Unterhautgewebe,
- allgemeine Stoffwechselanregung,
- appetithemmende Wirkung während und 1–2 Std. nach dem Training.

• Der Ausbildung von **degenerativen Erkrankungen des Bewegungsapparates** kann durch regelmäßige sportliche Belastung mit physiologischen Bewegungsabläufen, wie wir sie im Ausdauersport finden, erheblich entgegengewirkt werden, da
- der Knorpelstoffwechsel in den Gelenken angeregt wird,
- der Kapsel-Bandapparat reaktiv gefestigt und verstärkt wird,
- eine gut tonisierte und ausgebildete Muskulatur die Bewegungsführung erleichtert und den passiven Bewegungsapparat unterstützt,
- eine Elastizitätsverbesserung und Verfestigung der Knochen der sogenannten Inaktivitätsosteoporose (»Kalksalzmangel«) entgegenwirkt.

• **Psychovegetativen Regulationsstörungen** liegt häufig ein vegetatives Ungleichgewicht infolge ungenügender Streßbewältigung zugrunde. Durch die Impulse des Ausdauertrainings findet man eine positive Beeinflussung auf folgenden Wegen:
- vagotone Umstellung mit Abbau des erhöhten sympathischen Ruhetonus (Streßhormone),
- Abreaktion von Streßreizen durch die »Ventilfunktion Sport«,
- Erhöhung der Endorphinspiegel mit deren tonisierenden und euphorisierenden Effekten,
- Lungendehnungsreize führen über neurohumorale Vermittlung zu einer zentralnervösen Beruhigung,
- gruppendynamische Auswirkung innerhalb von Sportgruppen (z. B. psychosozialer Aspekt in Laufgruppen),
- Erlernen von sportspezifischen Verhaltensweisen wie Durchhalte- und Durchsetzungsvermögen,
- »streckenmäßige« Distanzierung von überbewerteten Problemen (kritische Distanz).

Neben den vegetativen und psychodynamischen Einflußgrößen scheinen auch indirekte Effekte über eine verbesserte Durchblutung und Sauerstoffversorgung des Zentralnervensystems (Gehirn/Rindenmark) die Steuersysteme selbst positiv zu beeinflussen: So hilft eine ausdauersportliche »Hirnbelüftung« konzentrative Probleme bei längeren Lernphasen positiv zu beeinflussen.

Ähnlich scheint es sich auch mit dem limbischen System (Sexualzentrum) zu verhalten, männliche Ausdauersportler im mittleren Lebensabschnitt zeigen eine durchschnittlich höhere sexuelle Potenz als gleichaltrige Inaktive.

Anmerkung: Bei den aufgeführten Bewegungsmangelkrankheiten mit ihrer positiven Beeinflußbarkeit durch Ausdauersport handelt es sich nur um eine Auswahl der häufigsten und bestuntersuchten. Positive Beeinflußbarkeit zeichnet sich auch im Bereich des **Bronchialsystems** und des **Immunsystems** ab. Damit schließt sich der Kreis der Verbesserung der Organqualität durch ein gesundheitsorientiertes Ausdauertraining.

Die Durchführung eines präventiven und rehabilitativen Gesundheitstrainings

Die Teilnehmer

Am **präventiven** Gesundheitstraining kann praktisch jeder Gesunde teilnehmen. Nach dem 35. Lebensjahr sollte eine sportmedizinische Untersuchung Voraussetzung sein.

Im Bereich des **rehabilitativen** Trainings sind allerdings Einschränkungen zu machen. Patienten mit folgenden Erkrankungen dürfen nicht teilnehmen:

- angeborene oder erworbene Herzfehler mit hämodynamischen Dekompensationszeichen,
- Herzrhythmusstörungen, die durch Belastung ausgelöst oder verschlechtert werden,
- ein unbehandelter Bluthochdruck mit Werten über 200 mmHg systolisch und/oder über 110 mmHg diastolisch,
- fortgeschrittene Lungenerkrankungen und Cor pulmonale (lungengeschwächtes Herz),
- schwere chronische Leber- und Nierenschäden,
- konsumierende Erkrankungen (Tumorkrankheiten) mit progredientem Verlauf,
- vorübergehend: akute Entzündungen und Infektionen.

Geeignete Sportarten

Ausgewählt werden sollten Sportarten, die eine dynamische Muskelbeanspruchung von mehr als 1/7–1/6 der Gesamtmuskulatur für einen längeren Zeitraum ermöglichen. Geeignet sind hierfür

- Dauerlauf,
- Laufwandern und Bergwandern,
- Radfahren,
- Schwimmen,
- Rudern,
- klassischer Skilanglauf.

Die Auswahl sollte nach individuellen Kriterien erfolgen: so wird der stark Übergewichtige nicht durch Dauerläufe seine Gelenkbelastung weiter erhöhen wollen, sondern z. B. Radfahren bevorzugen. Der koronarkranke Patient wird bei kaltem Wasser auf Schwimmtraining verzichten (ungünstiger Kältereflex auf das Herz) und dafür lieber wandern usw.

Die Trainingsdurchführung

Folgende Grundregeln sind zu beachten:

- Behutsame, nicht sprunghafte Belastungssteigerung,
- erst den Umfang, dann die Intensität anheben,
- eine mittlere Intensität nicht überschreiten (Faustregel für die Pulsmessung: 200 – Lebensalter als oberste Intensitätsgrenze), **optimale Trainingsintensität: Puls 180 – Lebensalter**,
- eine minimale Intensität nicht unterschreiten (Puls: 160 – Lebensalter),
- regelmäßige Trainingsdurchführung beachten; z. B. wichtig für die Insulineinstellung des Diabetikers,
- dem Training einen positiven, freudebereitenden Inhalt geben,
- überwertigen Wettkampfcharakter vermeiden,
- das Training den Belastungsmöglichkeiten anpassen; z. B. den Beinprothesen-versorgten Patienten lieber schwimmen als laufen zu lassen,
- weitere Schäden durch falsches Training vermeiden,
- Ausdauertraining allein kann eine erforderliche Medikation nicht ersetzen.

Für herzinfarktgefährdete oder -betroffene Patienten wurden sogenannte Koronartrainingsgruppen ins Leben gerufen, die mittels eines ausgebildeten Betreuungssystems dieser Risikogruppe wieder die Freude an der Bewegung vermitteln, die Angst vor dem bedrohlichen Ereignis nehmen, aber auch die Grenzen der Belastbarkeit aufzeigen sollen.

Todesfälle beim Ausdauersport

Sie können immer wieder einmal auftreten und werden dann gelegentlich von den Medien »hochgespielt«. Autoptische Untersuchungen bestätigen zumeist vorbestehende Erkrankungen wie Koronarsklerose oder frische Myokarditis (Herzmuskelentzündung), die für den »Tod beim Joggen« verantwortlich sind. Grundsätzlich gilt: »Tod beim Sport: ja – Tod durch Sport: nein«.
Vereinzelt finden sich allerdings in der Literatur Fälle von plötzlichem Herztod beim Sport ohne wesentliches pathologisch-anatomisches Substrat. Mit großer Wahrscheinlichkeit handelt es sich hier um streßbedingte Verkrampfungen der Herzkranzgefäße (Koronarspasmen) mit sekundärem Kammerflimmern, das keine autoptisch sicherbare Veränderung hinterlassen muß. *Der Gesundheitssport sollte schon deshalb nicht zum Streß ausarten!*

Kapitel 9
Mögliche Überlastungsschäden am Bewegungsapparat

Ausdauersport ist im Gegensatz zu anderen Sportarten mit erhöhtem Kraft- und Schnelligkeitseinsatz nicht besonders verletzungsträchtig. Eher treten hier schon die meist schleichend verlaufenden Überlastungsschäden am Bewegungsapparat auf, über die es im folgenden zu sprechen gilt.

Modell zur Entstehung von Überlastungsschäden

Nach **technischem** Verständnis würde man davon ausgehen, daß Material, das man häufig benutzt, auch erhöhtem Verschleiß ausgesetzt ist und eine vorzeitige Materialalterung zeigt.
Im **biologischen** Sinne aber führt eine verstärkte Materialbelastung auch zu einem verstärkten Wiederaufbau verbrauchter Strukturen (Re-

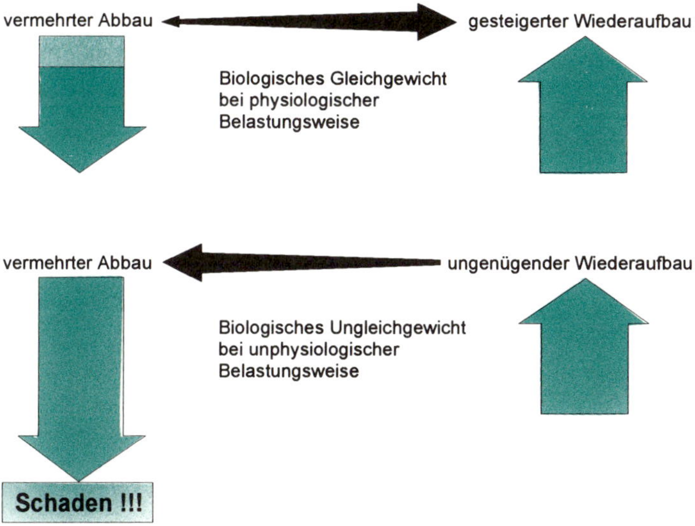

Abb. 50: Modell zur Entstehung von Überlastungsschäden

9

generation), ja sogar zu einer erhöhten Materialfestigkeit (Superkompensation).
Voraussetzung für dieses Gleichgewicht zwischen Materialverschleiß und Wiederaufbau ist eine physiologische Belastungsweise. Bestehen Vorschäden, unphysiologische Belastungsbedingungen, technisch falsche Bewegungsabläufe oder übersteigt der Belastungsabbau die Regenerationsfähigkeit des Organismus, so ist der Schaden programmiert (s. Abb. 50). An diesem Modell lassen sich die Bedingungen für die Entwicklung eines Überlastungsschadens gut demonstrieren und auch erklären, daß z. B. Langstreckenläufer, die bereits mehrere Jahrzehnte unter optimalen Belastungsbedingungen ihres Bewegungsapparates laufen, keine wesentlichen Verschleißerscheinungen zeigen, während andere unter fehlstatischen Voraussetzungen (z. B. Überpronation bei Knickfuß) bereits nach einem halben Jahr massivste Überlastungsschäden im Kniebereich aufweisen.

Unterschiedliche Gewebearten und Belastungstoleranzen

Eine besondere Problematik ergibt sich noch aus der unterschiedlichen Materialbeschaffenheit und Regenerationsfähigkeit der verschiedenen Gewebearten innerhalb des Bewegungsapparates.
Muskelgewebe: ist gut durchblutet, paßt sich einer erhöhten Belastungsanforderung schnell an und ist damit durch eine sehr gute Regenerationsfähigkeit ausgezeichnet.
Sehnen- und Bandgewebe: ist aus Gründen der Zugfestigkeit nur sehr schlecht durchblutet, Anpassungsvorgänge und Regeneration dauern dadurch länger. Mit zunehmendem Alter nehmen Zugfestigkeit und Elastizität um etwa 20% ab.
Knochengewebe: weist eine gute Durchblutung mit hoher Regenerationsfähigkeit auf (Frakturheilung!).
Knorpelgewebe: ist dagegen gar nicht durchblutet und ernährt sich ausschließlich durch Diffusion aus der Gelenkflüssigkeit und randständigen Kapillaren. Die Diffusion stellt ein »Einsickern« von Nährstoffen entlang eines Konzentrationsgefälles dar und ist ein träger Vorgang.
Physiologische Trainingsbelastungen führen zu einer Verdickung und Elastizitätsverbesserung des Knorpels. Knorpelschäden können in etwa bis zum Ende der Pubertät noch vollständig regeneriert werden, im Erwachsenenalter nicht mehr. Hier erfolgt nur eine Ausfüllung mit minderwertigem Narbengewebe. Deshalb stellt jeder Knorpelschaden im Erwachsenenalter den Boden für eine spätere Arthrose dar.

Bevorzugte Orte für Überlastungsschäden sind auch die Übergangsbereiche verschiedener Materialien, so z. B. Sehnen- und Bandansatzzonen am Knochen, die einer vermehrten Zug- und Scherbelastung ausgesetzt sind, und »Scheuerbereiche«, die durch Materialumlenkung oder -abgrenzung zustande kommen, so z. B. Sehnenhüllen.

Beispiele schlimmer Überlastungsschäden

Die häufigsten Überlastungsschäden findet man naturgemäß im Bein- und Fußbereich. Gerade hier bilden fehlstatische Voraussetzungen häufig den Ausgangspunkt: O- und X-Bein, Fußdeformitäten wie Hohlfuß, Knickfuß, Senkfuß und Spreizfuß und Beinlängenverkürzungen mit Beckenschiefstand.

- **Der Knorpelschaden der Kniescheibe** (Chondropathia patellae)

Bei Läufern, insbesondere mit X-Bein und Überpronation im Sprunggelenk, findet man gehäuft einen Knorpelabschliff an der Kniescheibenhinterseite, der sich vor allem beim Bergabgehen und -laufen schmerzhaft bemerkbar macht. Bei Beugung im Kniegelenk kann man mit aufgelegter Hand das »rauhe« Gleiten der Kniescheibe bereits ertasten. Wichtigste Maßnahme ist ein Ausgleich der Fehlstatik durch entsprechende Zurichtung der Laufschuhe oder Schaumstoffeinlagenversorgung. Erst dann nützen Maßnahmen wie physikalische Therapie und die Einnahme von knorpelschützenden Medikamenten. Beim Kauf neuer Laufschuhe ist immer eine Fehlstatik zu berücksichtigen.

- **Scheuersyndrom der seitlichen Oberschenkelbinde** (distaler Tractus iliotibialis)

Dieser typische Läuferschaden wird durch ein O-Bein begünstigt. Während der Laufbelastung scheuert der untere Abschnitt der seitlichen bandartigen Oberschenkelbinde am äußeren Oberschenkelknorren, und es findet sich eine zunehmende Schmerzsymptomatik ca. 2 Querfinger oberhalb des äußeren Kniegelenkspaltes. Die statische

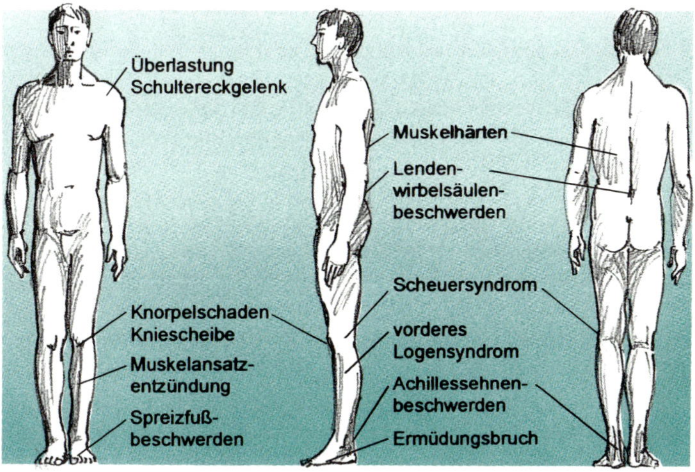

Abb. 51: Häufige Überlastungsschäden am Bewegungsapparat von Ausdauersportlern

9

Entlastung durch Anheben des Einlagenaußenrandes um 2–4 mm erweist sich hier als vorrangig bei gleichzeitiger lokaler Kälte- und Salbenanwendung. Beim Laufschuhkauf sind Modelle gegen übermäßiges Außenrandlaufen zu empfehlen.

- **Achillessehnenbeschwerden** (Achillodynie)

Sie können von der leicht schmerzhaften entzündlichen Veränderung bis hin zum Abriß reichen. Man findet sie häufig bei Bahnläufern, Hallensportlern und Tennisspielern. Auch sie sind gerne mit einer fehlstatischen Belastung infolge chronischen Sprunggelenk-Außenbandschadens, Hohlfuß, Knicksenkfuß oder verkürzter Wadenmuskulatur vergesellschaftet. Ausgleich der Deformität über Veränderungen am Laufschuh oder passive Schaumstoffeinlagenversorgung, Muskelstretching, Lokalbehandlung und vorübergehendes Tragen eines Absatzkeiles sind hier Therapieprinzip. Da auch zu harte Laufbelastung (Tempoläufe) bei mangelnder Regeneration diese Erkrankung begünstigt, sollte eine einwöchige Trainingspause oder zumindest eine Trainingsumstellung erfolgen.

- **Muskelansatzbeschwerden an der inneren Schienbeinkante** (Tibialis-posterior-Syndrom)

Ursächlich liegt hier eine Überpronation im Sprunggelenk, insbesondere bei harter Unterlage und intensiver Laufbelastung, zugrunde. Schmerzen im Bereich der inneren Schienbeinkante unteres Drittel nach derartigen Belastungen und eine intensive Druckschmerzhaftigkeit erhärten die Diagnose. Die Vermeidung der Überpronation durch Tragen von innenseitig harten Laufschuhen, eine eventuelle Laufschuheinlagenversorgung und lokale Infiltration mit pflanzlichen entzündungshemmenden Substanzen bei gleichzeitiger Trainingsreduktion sind hier die therapeutischen Methoden der Wahl.

- **Vorderes Logensyndrom des Unterschenkels** (Tibialis-anterior-Syndrom)

Bei Lauf- und Spielsportarten mit längeren Laufbelastungen treten gar nicht so selten bei Athleten mit Spreizfuß ziehende Schmerzen im Vorfußbereich auf, die mit zunehmender Intensität bis zur Schienbeinaußenkante ziehen. Die Schienbeinmuskulatur fühlt sich prallhart an und ist stark druckschmerzhaft. Durch Anlegen einer Schaumstoffpelotte im Vorfußbereich (später Schaumstoffeinlagen) und vorsichtige Dehnübungen, Hochlagerung und nächtliche Salbenumschläge läßt sich das Problem meist beheben. Gelegentlich ist aber auch eine operative Spaltung der Muskelhülle zur Druckentlastung erforderlich.

- **Spreizfußbeschwerden**

Durch die Abflachung des Fußquergewölbes unter sportlicher Belastung mit konsekutiver Vorfußverbreiterung kann es zu Großzehendeformitäten (Hallux valgus) und zu »Überbeinen« (Exostosen) kommen. Abhilfe verschafft eine passive Schaumstoffeinlagenversorgung und in besonders schweren Fällen eine Operation.

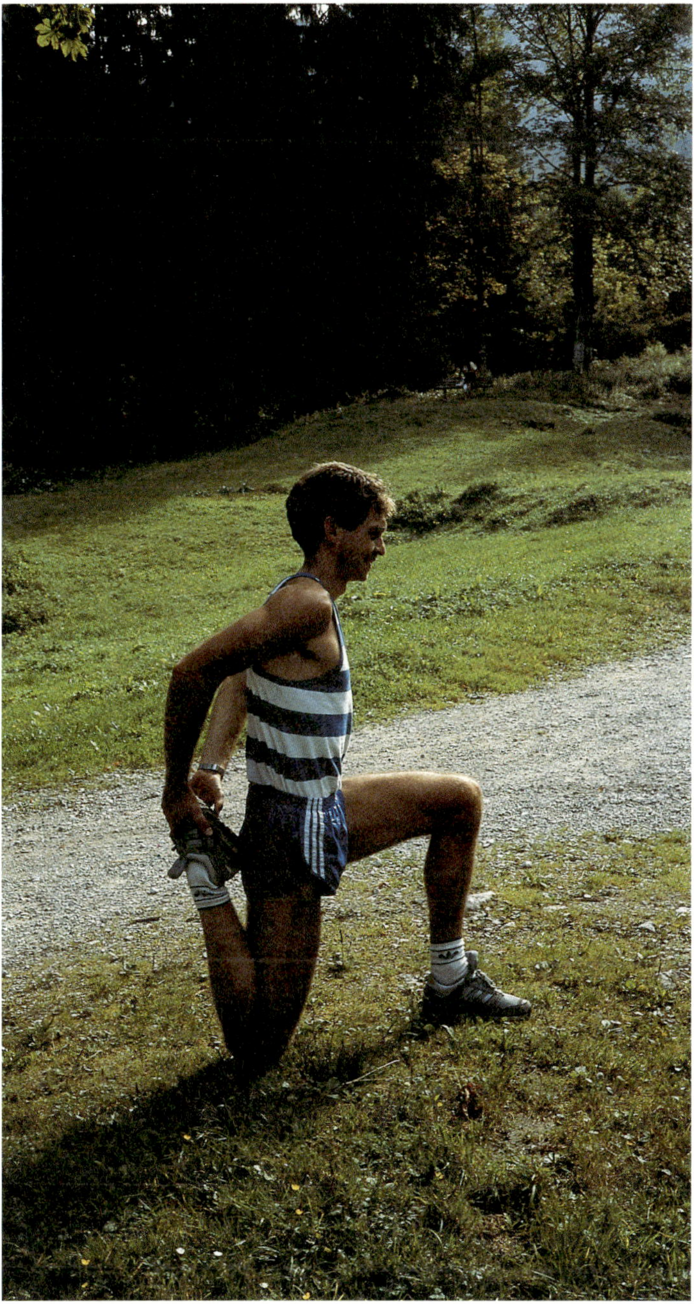
Regelmäßiges Stretching als Überlastungsschadenprophylaxe

9

- **Ermüdungsbrüche** (Streßfrakturen)
Einförmige Laufbelastung bei jüngeren, noch wenig trainierten Ausdauersportlern führt gelegentlich zum Ermüdungsbruch. Betroffen sind vor allem: 2. und 3. Mittelfußknochen und Wadenbein, seltener Fußwurzelknochen, Schienbein, Schenkelhals und Schambeinäste.
Anhaltende unklare Belastungsbeschwerden in diesem Bereich sollten Anlaß für eine klärende Röntgenaufnahme sein. Die Heilungstendenz ist unter der üblichen konservativen Therapie auffallend gut, eine operative Behandlung erübrigt sich in den meisten Fällen.

- **Wirbelsäulenbeschwerden**
Eine vermehrte Hohlkreuzbildung mit Beckenabkippung nach vorne während des Laufes und Serien unphysiologischer Stretchingübungen, wie extreme Hürdensitzpositionen, führen in leichtathletischen Disziplinen vermehrt zu Rückenbeschwerden, vorwiegend im Lendenwirbelsäulenbereich mit Lockerung der Zwischenwirbelstrukturen (Hypermobilität), Blockierung der Iliosakralgelenke und Nervenwurzelreizungen. Im Kanurennsport findet man vermehrt Seitabweichungen (Skoliosen) infolge asymmetrischer Sitz- und Knieposition. Therapeutisch steht die krankengymnastische Übungsbehandlung ganz im Vordergrund. Hier sollte vor allem auf die häufig zu findenden Muskelungleichgewichte (Dysbalancen), z. B. Hüftbeugemuskelverkürzung, und ungenügend tonisierte Bauchmuskulatur eingegangen werden.

- **Muskelhärten**
Muskelhärten kommen bei nahezu allen Sportarten vor. Typisch sind sie bei Ruderern an den Unterarmen, in den Waden und in der Rückenstreckmuskulatur. An der schmerzhaften Verdickung und Verhärtung sind sie leicht erkennbar. Ursächlich liegt eine Überforderung, gelegentlich auch ein Magnesiummangel zugrunde. Vorsichtige Dehnübungen sind empfehlenswerter als eine »tiefgreifende« Massage.

- **Überlastungen des Schultereckgelenkes** findet man vorwiegend beim Schwimmen. Insbesondere durch den Einsatz von Paddles beim Training, aber auch beim Krafttraining treten vermehrte Hebelwirkungen auf, die den Bandapparat des Schultereckgelenkes schmerzhaft überlasten und lockern. Eine Entlastung durch Trainingsumstellung ist hier die Therapiemethode der Wahl.

- **Schleimbeutelentzündungen im Kniebereich** sind bei Radrennfahrern keine Seltenheit. Symptom ist meist eine schmerzhafte Verdickung auf oder unterhalb der Kniescheibe. Lokal empfiehlt sich Kälte und die Anwendung DMSO-haltiger Gels. Der zugrundeliegenden Kälte- und Nässeexposition ist mit geeigneter Bekleidung zu begegnen.

Die technisch einwandfreie Durchführung der sportartspezifischen Bewegungsabläufe, Ausgleich fehlstatischer Bedingungen und adäquate Trainingsmittel und -bekleidung stellen eine unabdingbare Voraussetzung für eine schadensfreie sportliche Betätigung dar.

Die Bedeutung des Aufwärmens vor Training und Wettkampf und der anschließenden aktiven Regeneration

Die Bedeutung des Aufwärmens zur Vorbeugung von Überlastungsschäden im Muskel- und Sehnenbereich wird von den meisten Ausdauersportlern weit unterschätzt.

Für das **Aufwärmen** hat sich ein lockeres, wenig intensives Einlaufen, unterbrochen von elastischem Dehnen der zu belastenden Muskulatur (Dauer pro Dehnübung 5 sec, mehrfach wiederholen) sehr gut bewährt, da neben der Muskulatur auch der Kreislauf aktiviert wird. Ein zusätzliches Gymnastikprogramm mit Laufschulübungen erweitert die Gelenkbeweglichkeit. Da die Sehnenanpassung infolge ungünstiger Durchblutungsverhältnisse der muskulären Aktivierung hinterherhinkt, dürfen ruhig 10–20 min an Zeitaufwand investiert werden.

Als beste **Regenerationsmethode** nach Trainings- und Wettkampfbelastungen hat sich bei wiederholten Kontrolluntersuchungen das sogenannte Auslaufen (10–20 min) erwiesen. Es ist passiven Maßnahmen wie Entmüdungsmassage und -bad deutlich überlegen. Als zusätzliche Übung empfiehlt sich »Stretching« mit einer Dehnzeit von 20–30 sec, um die verkürzte Arbeitsmuskulatur wieder auf die Ausgangslänge zurückzudehnen (auf die spezifischen Übungshefte wird verwiesen).

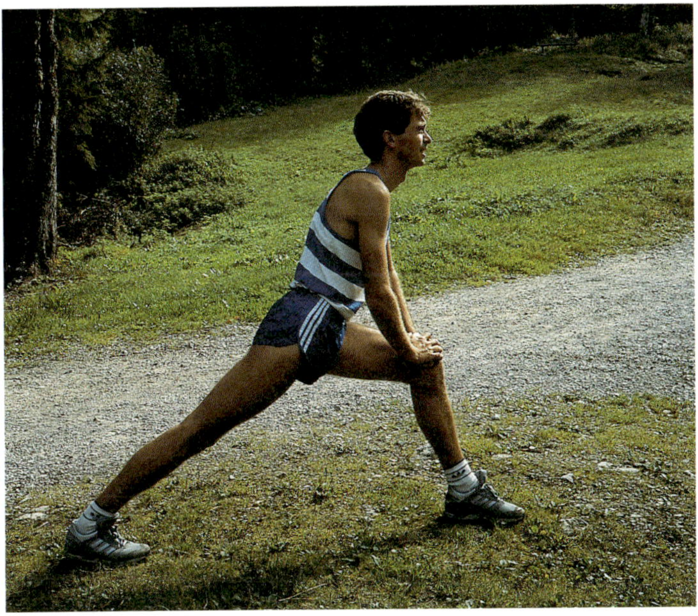

Elastisches Dehnen zur Vorbereitung, Stretching zur Nachbereitung

Für Ausdauersportarten wie Radfahren, Skilanglauf, Rudern und Schwimmen muß die Aufwärm- und Regenerationsmethodik entsprechend sportartspezifisch abgeändert werden. Die häufig zu beobachtende Nachlässigkeit, »kalt« an den Start zu gehen, wirkt sich nicht nur in einer erhöhten Verletzungsgefahr, sondern auch in einer schlechteren Endleistung aus (keinem Motorsportrennstall würde z. B. einfallen, mit kaltem Gerät zu starten!).

Das Aufwärmen: Im Ausdauerbereich ist immer eine Aktivierung des Herz-Kreislauf-Lungen-Systems durch Einlaufen, Einfahren, Einrudern, Einschwimmen usw. und des Muskelapparates mit zusätzlichem elastischem Dehnen und Gymnastik erforderlich.
Die Regeneration: Auch die durch aktive Regenerationsmethoden wie Auslaufen, Ausfahren, Ausrudern oder Ausschwimmen und Muskel-Stretching verkürzte Regenerationszeit schützt nicht nur vor Verletzungen, sondern verbessert indirekt auch die Wettkampf- und Trainingsleistung, da ein optimal regenerierter Organismus höhere Leistungen erzielen kann.

Kapitel 10
Die sportärztliche Untersuchung und Beratung

Die sportärztliche Untersuchung bedeutet in der Mehrzahl der Fälle eine vorbeugende Untersuchung. Jeder, der in einen sportlichen Trainings- und Wettkampfbetrieb eintritt, insbesondere Kinder, Jugendliche und ältere Menschen ab dem 35. Lebensjahr, sollten diese Untersuchung durchführen lassen. Für den Leistungs- und Hochleistungssporttreibenden stellt sie eine jährliche Verpflichtung dar, egal ob er einem Kader angehört oder nicht. Die Tatsache, daß auch Kranke oder Geschädigte vielfach Sport treiben und dies auch sollen, stellt eine weitere ärztliche Verpflichtung zu einer eingehenden Untersuchung mit individueller Beratung dar.
Die bei der Untersuchung erhobenen krankhaften Befunde können durch geeignete Maßnahmen rechtzeitig therapeutisch angegangen werden, ohne daß daraus ein gravierender Spätschaden resultiert und ohne daß in den meisten Fällen ein Sportverbot erteilt werden muß. Um so unverständlicher ist einerseits die Reaktion mancher ärztlicher Kollegen, die solchen Maßnahmen mit skeptischer Zurückhaltung begegnen, andererseits das Verhalten der Kostenträger, die lieber die höheren Kosten der Behandlung von Sportschäden (Operationen, wochenlange Rehabilitationsmaßnahmen, Arbeitsunfähigkeit) in Kauf nehmen, anstatt für die Kostenübernahme eines sportärztlichen Standarduntersuchungsprogramms zu sorgen. Zumal die durch Sport bedingten Schäden bei erhöhtem Freizeitangebot auch statistisch gesehen zunehmen.
Eine sachgerechte sportmedizinische Beratung setzt neben breitem medizinischem Wissen auch die Kenntnis leistungsphysiologischer Parameter und sportartspezifisches Wissen voraus, so daß eine entsprechende Ausbildung Grundvoraussetzung ist. Ein guter Sportarzt muß aber nicht alle Sportarten beherrschen, sondern sollte die Anteile der verschiedenen Hauptbeanspruchungsformen Koordination, Flexibilität, Kraft, Schnelligkeit und Ausdauer an den einzelnen Sportdisziplinen beurteilen können und deren besondere Überlastungsmöglichkeiten kennen.
Grundsätzlich unterscheidet man eine Sporteignungsuntersuchung, auch Sporttauglichkeits- oder Basisuntersuchung genannt, von der leistungsdiagnostischen Untersuchung.

Die Sporteignungsuntersuchung

Die Sporteignungsuntersuchung umfaßt als Minimalprogramm folgende Untersuchungsverfahren (in Stichpunkten):

- **Anamnese (Krankengeschichte)**
- Krankheiten mit besonderer Relevanz für die belasteten Strukturen (z. B. Herzmuskelentzündung),
- sportartspezifische Überlastungsschäden,
- Trainingshäufigkeit usw.

- **Körperliche Untersuchung (Minimalprogramm)**
- Blutdruckmessung,
- Herz-/Lungenauskultation,
- Inspektion Hals-Nasen-Rachenbereich,
- Beurteilung des Bewegungsapparates unter Ruhe- und gegebenenfalls Belastungsbedingungen (nur am entkleideten Patienten möglich) (s. Abb. 52).

- **EKG-Ableitung**

Ruhe-EKG obligat
- richtige Zuordnung krankhafter und sportherzbedingter Veränderungen (s. Kap. 1).

Belastungs-EKG
- in jedem Fall bei Patienten mit »Herzanamnese« oder Befund,
- bei über 40jährigen,
- bei allen Sportarten mit hoher Ausdauerkomponente.

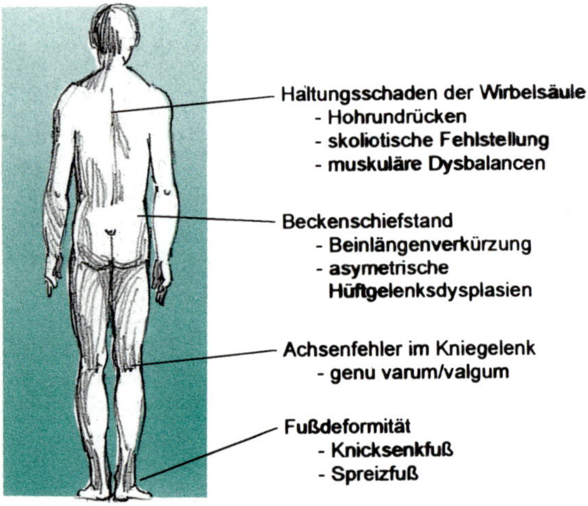

Abb. 52: Inspektion des Bewegungsapparates und Beispiele häufiger statischer Fehlhaltungen

- **Laboruntersuchungen**
- Routinemäßig: Blutsenkung – Blutbild – Urin
- gezielt bei besonderer Fragestellung:
  - bei Übergewicht:
    Blutfettstatus
    Harnsäure
    Blutzucker
    Leberwerte
  - bei Sportarten mit hoher Ausdauerkomponente:
    Elektrolyte, insbesondere
    Kalium
    Magnesium
  - bei menstruierenden Mädchen und Frauen (»Läuferinnenanämie«):
    Serum-Eisen, besser noch Ferritin

- **Weiterführende Untersuchungen je nach Befund und Fragestellung**
- Echokardiographie: Ultraschalluntersuchung des Herzens
- Spiroergometrie: Messung des Sauerstoffaufnahme- und Verwertungsvermögens unter Belastungsbedingungen
- Arthroskopie: Kniegelenks-»Spiegelung«, z.B. bei unklaren Kniegelenksbefunden
- prinzipiell alle diagnostischen Verfahren in der Medizin.

- **Beratung**

Die Beratung erfolgt nach den Ergebnissen der ärztlichen Untersuchung, der konstitutionellen und Alterseigenschaften im Hinblick auf die Sportart und das Trainingsziel. Therapeutische Maßnahmen und Hilfsmittel sind häufiger als zu erwarten notwendig, eine Umleitung in andere Sportarten ist selten, ein Sportverbot nur in einzelnen Fällen erforderlich.

Die leistungsdiagnostische Untersuchung

Die leistungsdiagnostische Untersuchung ist auf eine spezielle apparative Ausstattung angewiesen, die über die übliche Bestückung in Arztpraxen hinausgeht und an spezielles Wissen gebunden ist. Sie dient aber nicht nur der **Trainingssteuerung**, sondern auch der **Abgrenzung von Krankheitszuständen,** wie zum Beispiel des Übertrainings (s. 3. Schritt). Die Tatsache, daß Leistungssportler auch im kranken Zustand eine höhere Leistungsfähigkeit als vergleichbare Nichtsportler aufweisen können, erfordert daher auch spezielle leistungsdiagnostische Untersuchungen mit dem Ziel der Krankheitserkennung.
Eine ausführliche Darstellung verschiedener leistungsdiagnostischer Verfahren wurde bereits in Kapitel 3 gegeben.

Nachwort

Aus allgemeinmedizinischer, sportmedizinischer und praktischer Erfahrung ist dieses Buch entstanden und soll mit der gleichen Intention Grundwissen im Ausdauersport weitervermitteln. Vielleicht ist auch der Versuch geglückt, mit diesem Wissen zu einer kritischen Denkweise anzuregen, die zur objektiven Beurteilung sportmedizinischer Probleme notwendig ist.

Anhang

Literaturverzeichnis

Aigner, A. Sportmedizin in der Praxis, 1985, Springer

Astrand, P. O./Rodahl, K. Textbook of work physiology, 1977, McGraw Hill

Breuer, R. Optimale Ernährung im Sport, 1981, Gronenberg

Christen-Meyer, M. A. »Vorne laufen die Bleistifte« in Sports, 1988

Clasing, D./Siegfried, J. Sportärztliche Untersuchung und Beratung, 1986, Perimed

Conconi, F., et. al. La soglia anaerobic nello sci di fondo, 1983, Scuola Dello Sport

Deetjen, P./Humpeler, E. Medizinische Aspekte der Höhe, 1981, Thieme

Ehricht, H. G. Die Wirbelsäule in der Sportmedizin, 1978, Bart–Leipzig

Findeisen, D. G. R./Linke, P.-G./Pickenheim. Grundlagen der Sportmedizin, 1980, Barth–Leipzig

Föhrenbach, R. Leistungsdiagnostik, Trainingsanalyse und -steuerung bei Läuferinnen und Läufern verschiedener Laufdisziplinen, 1986, Hartung–Gorre

Ganong, W. F. Physiologie, 1979, Springer

Geiger, L./Jost, H. Handbuch für Bergläufer, 1989, Sportinform

Geiger, L. Training mit dem Fahrradergometer, 1992, Sportinform

Geiger, L. Präventives Bewegungstraining: Ausdauer, in: Reichel, S., Seibert, W., u. Geiger, L. Präventives Bewegungstraining, 1995, Gesundheits-Dialog-Verlag

Geiger, L. Überlastungsschäden im Sport, 1992, Vieweg

Geiger, L. Beta-Endorphin-Konzentrationen beim Sportklettern, 1986, Vortrag UIAA

Geiger, L. Überlastungsschäden beim Klettern, 1988, Odyssee

Grosser, M./Brüggemann, P./Zintl, F. Leistungssteuerung in Training und Wettkampf, 1986, BLV

Harre, D. Trainingslehre, 1982, Sportverlag-Berlin

Heath, D./Williams, D. R. Man at high altitude, 1981, Churchill Livingstone

Heck, H./Hollmann, W./Liesen, H./Rost, R. Sport-Leistung und Gesundheit, 1983, Ärzte-Verlag

Heck, H. Energiestoffwechsel und medizinische Leistungsdiagnostik. Studienbrief 8, Trainerakademie, Köln, 1989

Hettinger, Th./Hollmann, W. Sportmedizin – Arbeits- und Trainingsgrundlagen, 1980, Schattauer

Hille, Ch. /Geiger, V. L. Mathematische Beschreibung der Laktatkinetik beim Stufentest und Umsetzung in eine datenbahnorientierte Analysen-Software, in Leistungssport 5, 1993

Hollmann, W. Zentrale Themen der Sportmedizin, 1983, Springer

Hollmann, W./Liesen, H./Rost, R./Heck, H./Mader, A./Völker, K./Lagerström, D. Bewegungsmangel – kritisch betrachtet, 1987, Sportunterricht

Hort, W./Flöthner, R. Die Muskulatur des Leistungssportlers, 1983, Perimed

Hüllemann, K. D. Sportmedizin, 1983, Thieme

Jeschke, D. Stellenwert der Sportmedizin in Medizin und Sportwissenschaft, 1984, Springer

Jungermann, K./Möhler, H. Biochemie, 1984, Springer

Konopka, P. Sporternährung, 1985, BLV

Kramer, K./Haase, J. Arbeitsbuch Physiologie, 1984, Urban/Schwarzenberg

Löcken, M./Dietze, R. Das Betreuungssystem im modernen Hochleistungssport, 1982, Philippka

Martin, D., et. al. Handbuch der Trainingslehre, 1991, Hofmann-Schorndorf

Mättner, U. Lactat in der Sportmedizin, 1987, Boehringer

Marées, H. de. Sportphysiologie, 1987, Tropon

McRae, R. Klinisch-orthopädische Untersuchung, 1982, Fischer

Mellerowicz, H./Franz, J. W. Standardisierung, Kalibrierung und Methodik in der Ergometrie, 1983, Perimed

Nöcker, J. Physiologie der Leibesübungen, 1980, Enke

Nowacki, P. E./Böhmer, D. Sportmedizin, 1978, Thieme

Pförringer, W./Rosemeyer, B./Bär, H.-W. Sport-Trauma und Belastung, 1985, Perimed

Rieckert, H. Sport an der Grenze menschlicher Leistungsfähigkeit, 1981, Springer

Rost, R. Herz und Sport, 1984, Perimed

Rost, R./Hollmann, W. Belastungsuntersuchungen in der Praxis, 1982, Thieme

Schadé, J. P. Die Funktion des Nervensystems, 1977, Fischer

Schnack, G. Intensivstretching f. Läufer, 1994, Sportinform

Schürch, P. Leistungsdiagnostik, 1987, Perimed

Silbernagl, S./Despopoulos, A. Taschenbuch der Physiologie, 1979, Thieme

Strauzenberg et al. Sportmedizin, 1990, J. A. Barth

Weineck, J. Sportanatomie, 1983, Perimed

Weineck, J. Optimales Training, 1987, Perimed

Weineck, J. Sportbiologie, 1986, Perimed

Wessinghage, E. u. Th. Laufen, 1987, BLV

Zintl, F. Ausdauertraining, 1994, BLV

Register